脳の
メカニズムを知れば
学習効果が上がる

日本脳神経外科学会専門医
迫田勝明 著

◆ はじめに

　私たちは日常生活の中で、さまざまな活動を行っている。手足の動き、感覚、記憶、睡眠など、皆ほぼ、無意識に実行しているのではないだろうか。それらの行動は全て、脳の動きと関係している。しかし脳の働きとの関係を薄々感じながらも、脳がどう動いているのかを強く意識したことがある人は、少ないはずだ。ましてや、他人の脳と自分の脳の違いなど、意識することはまずないだろう。しかし、突出した才能を開花させて世界で活躍する人々を見ると、「自分の脳と彼らの脳は、どう違うのだろう」と考えてしまうことはないだろうか。もちろん本人の努力もあるのだが。

　しかし最近の囲碁界における井山裕太氏、テニスの錦織圭選手など、若い人たちの活躍を見ていると、この人たちの脳は、自分の脳とどこか違うのではないかと思ってしまう。

　知識を得るためには、単純に「覚え込めば良い（記憶）」と思ってしまう。ただ、基本をマスターする上では知識の丸暗記も大いに役立つが、さらに上をめざすには知識の本質を理解しなければならない（学習）。そして知識の本質は、人から教わって得られるものではない。知識とは、自分自身が対象と向き合って考え抜くことによって、はじめて自分のものにすることができる。テニスの選手が積むトレーニングは、本質的に脳や身体の適応性を活用し（コーチの指導）、さらなる能力を獲得するための重要な手段なのだ。

　若者たちの活躍が目立つ一方で、高齢化社会が到来している。

はじめに

認知症は、誰もが身近に感じる「かかわらざるを得ない病気」
として認識されつつある。だが私たちは、認知症のことについ
てほとんど何も知らない。脳の異常により起こることは知って
いても、「なぜ起こるのか」「どう対処すればいいのか」「脳の
どの部分に異変が起これば、記憶の異常が引き起こされるのか」
「そもそも記憶とは、どういう仕組みなのか」…。結局のところ、
そういった脳の根本的な働きを解明しなければ、先に進まない
のだ。このような基本的な脳の構造、働きを、現在判明してい
る研究を基にして、私たちが知っているようで知らない脳の謎
を解き明かして行こうというのが、本書の目的である。

　脳の構造と機能について考えるとき問題となるのは、
⑴脳はどのような構造をしているのか
⑵私たちの体の機能や働きは、脳の構造とどんな関係があるのか
⑶私たちの日常生活の中で、脳の働きはどうなっているのか
⑷心と脳はどのようにかかわるのか
などであろう。

　最近はf-MRI（脳や脊髄の活動に伴う血流動態反応を視覚化
する方法、functional magnetic resonance imaging）など
による脳の機能の検査が進歩し、これまで分からなかった脳の
機能もだいぶ分かるようになってきた。一方で、これまで簡単
に考えていた私たちの心の動きも、再確認することが必要なの
ではないかと考えられるようになっている。そこで、これらの
脳の働きと心の動きとの秘密について考察を進める。

目次

はじめに ―――――――――――――――――――――――――― 02

第1章 脳の構造 ―――――――――――――――――――――― 05
Chapter01 脳の構造 ―――――――――――――――――――― 06
Chapter02 小脳と脳幹の役割 ――――――――――――――― 18

第2章 神経細胞のメカニズム ――――――――――――――― 21
Chapter01 ニューロンについて知ろう ――――――――――― 22
Chapter02 シナプスについて知ろう ――――――――――――― 26
Chapter03 グリア細胞（神経膠細胞）について知ろう ――― 30
Chapter04 運動と神経細胞 ――――――――――――――――― 34
Chapter05 五感と神経細胞の関係 ―――――――――――――― 40
Chapter06 脳の発達と神経細胞 ――――――――――――――― 52

第3章 記憶のメカニズム ――――――――――――――――― 55
Chapter01 記憶について知ろう ――――――――――――――― 56
Chapter02 海馬について知ろう ――――――――――――――― 62

第4章 眠りのメカニズム ――――――――――――――――― 71
Chapter01 睡眠について知ろう ――――――――――――――― 72
Chapter02 体内リズムと眠りの質 ―――――――――――――― 76

第5章 心と感情のメカニズム ―――――――――――――――― 87
Chapter01 感情と情動について知ろう ――――――――――― 88
Chapter02 快情動と報酬系について知ろう ―――――――――― 94
Chapter03 ストレスについて知ろう ――――――――――――― 98

第6章 学習効果を上げる勉強法 ――――――――――――― 105
Chapter01 学習と記憶 ―――――――――――――――――― 106
Chapter02 楽器の演奏と脳 ―――――――――――――――― 122
Chapter03 囲碁とプロ棋士の脳 ―――――――――――――― 132
Chapter04 ワーキングメモリ（作業記憶） ――――――――― 140

第7章 病気のメカニズム ―――――――――――――――― 147
Chapter01 認知症について知ろう ――――――――――――― 148
Chapter02 精神病について知ろう ――――――――――――― 154
Chapter03 依存症について知ろう ――――――――――――― 160

おわりに ―――――――――――――――――――――――― 168

第1章
脳の構造

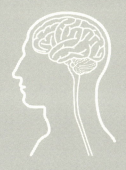

Chapter 01 脳の構造

近年、最先端の機器の登場によって脳の研究が進み、多くの謎が解明されつつある。この章では脳がどのような構造をしていて、どの部分がどんな機能を担っているのかを簡単に紹介していこう。

◆ 頭蓋骨の中はどうなっているの？

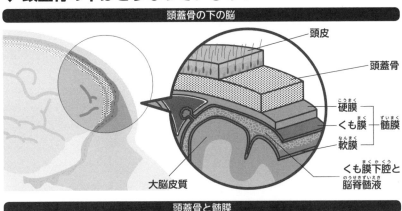

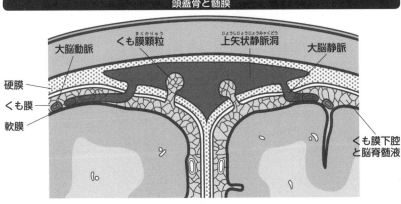

脳が頭蓋骨の中にあることは、誰しも知っていると思う。しかし頭蓋骨の下に、どのような状態で入っているか、考えたことがある

第 1 章：脳の構造

だろうか。人間の頭は髪の毛と皮膚（頭皮）で覆われており、その下に頭蓋骨がある。脳はこの頭蓋骨の中におさまっているものだが、そのまま入っているわけではない。頭蓋骨の下には外側から「硬膜」「くも膜」「軟膜」という膜（3枚合わせて髄膜という）があり、その下に脳がある。くも膜と軟膜の間を「くも膜下腔」と呼び、この部分に脳脊髄液が流れている。

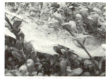
蜘蛛が張る膜

なぜ、脳を覆う膜の一つを「くも膜」と呼ぶのだろうか。これはくも膜が左の写真のように、「蜘蛛が木々の間に張る膜」に似ているからである。このくも膜の髄膜皮細胞（くも膜細胞）から発生した腫瘍が、髄膜腫だ。髄膜皮細胞は頭頂部を前頭部から後頭部に向かって走行する上矢状静脈洞にある、くも膜顆粒という構造に集簇して認められる。

小脳と延髄の間（マジャンディ孔）で硬膜を開き、くも膜を露出させたのがAの写真、くも膜を切り開いたのがBの写真である。

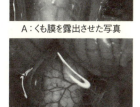
A：くも膜を露出させた写真

B：くも膜を切り開いた写真

脳脊髄液は水のような透明な液体で、この液体の中を血管が走り、脳に血液を送っている。動脈にできた動脈瘤が破裂すると髄液は真っ赤になり（くも膜下出血）、髄膜炎になるとこの髄液が濁る。

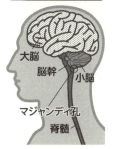
脳と脊髄の位置
大脳／脳幹／小脳／マジャンディ孔／脊髄

脳は非常に軟らかい組織なので衝撃に弱く、頭蓋骨にぶつかっただけで簡単に傷ついてしまう。髄膜はジャンプしたり走ったりしたときに脳が揺

れ、頭蓋骨とぶつかることを防ぐ役割を果たしている。脳は髄膜で表面を覆われることにより、頭蓋骨とぶつからないように支持され、栄養補給を受けることができている。

◆ 脳の中はどうなっているの？

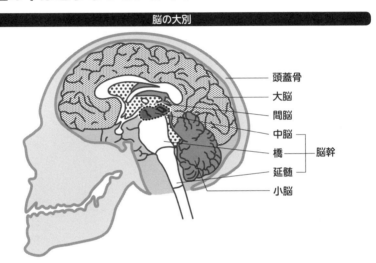

脳は上方からいくつかの部分に分かれており、「大脳」「間脳」「中脳」「橋」「小脳」「延髄」からなる。その中の中脳と橋と延髄をまとめて「脳幹」と呼ぶ。間脳とは視床と視床下部のことで、大脳は、大脳のみを意味する終脳を指す場合と、終脳と間脳を合わせて「大脳」と呼ぶ場合がある。脳の表面には「裂」という溝があり、縦裂と呼ばれる深い裂け目により真ん中で左右の大脳に割れた構造になっている。大脳の表面には、深いしわがある。一見したところ大脳のしわは無意味で無秩序に思われるが、この「しわ」によって表面積が著しく広くなっているのだ。脳に知能が備わっているのは、主に表層

第 1 章：脳の構造

に含まれる神経細胞のおかげである。脳表面の溝（裂）や隆起（回）も全て偶然に存在しているわけではない。両外側大脳裂（シルビウス裂）と頭頂後頭裂（両側にそれぞれ１本ずつ）は、発生過程で私たちの人間の脳に恒常的に出現する。

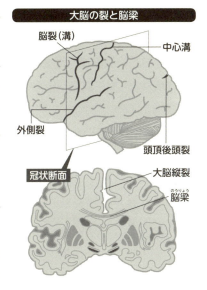

　平均的な成人男性の脳の重さは、1400g 程度である。男性より体格が小さい女性の脳はもう少し軽いが、男女間や人種によって大きな違いはない。「これだけ大きな脳を持っているから、人間の知能は高いのだ」と思っている人が多いが、人間の知能は脳の大きさによって決まるわけではない。高度な知能を保持できる秘密は大きさではなく、その内部構造にある。

◆ 思考を司る大脳

　脳の一番外側にあるのが大脳で、右脳と左脳に分かれている。右脳は五感や芸術的な感覚を司って身体の左側の認識を担当し、左脳は思考や倫理を司って身体の右側の認識を担当する。この二つの脳は脳梁によってつながり、脳梁が右脳と左脳の感覚を結合して全体を認識している。脳梁はおよそ、２億の軸索からなる。この脳梁が切断されると右脳と左脳の連絡が断絶し、情報を統合できなくなってしまう。例えば何らかの原因で、脳梁を切断した人がいるとしよう。この人に鉛筆を見てもらい、名前を答えてもらう。両目で見れば鉛

9

筆と答えられるのだが、右目を隠して左目だけで鉛筆を見ると、その名前が答えられなくなる。左目で見た視覚信号は右脳で処理されるのだが、その情報が左脳に届かないため画像と名前が結び付かず、名前が出てこないのだ。

◆ 大脳の表面を構成する大脳皮質

ここまで、脳がどのように分類されるかを、簡単に説明した。続いて、大脳の一番外側に当たる、「大脳のしわ」＝「大脳皮質」について解説しよう。大脳の表面は、しわに見える大脳皮質といい、部位により、手足の運動、知覚の他、思考や感情などの高度な精神活動を行っている。大脳の表面、厚さ数mm程度の部分が、人の知的活動に深く関係しているのだ。

大脳皮質は、大脳のうち皮質構造（層構造）を持つ部位を指す。層

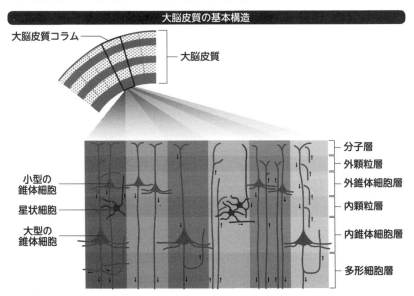

構造の違いから大脳新皮質、大脳原皮質、大脳古皮質に分類されている。大脳新皮質は、ほ乳類になってから発達した6層構造を持つ大脳皮質の一部で、大脳古皮質には梨状葉、大脳原皮質には海馬などがある。人の大脳古皮質は脳の内側に巻き込まれるように存在している。

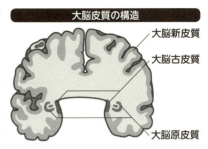

これら6層は均等ではなく、脳の部位により層の厚さや細胞密度が異なる。左記の図は連合野でよく見られる、大脳皮質の基本構造である。

大脳皮質は大脳表面に広がっており、厚さは場所によって違うが1.4〜1.5mmの神経細胞よりなる灰白質の薄い層だ。神経細胞は規則的に配列されており、表面に平行な層と、表面に垂直な層で、三次元構造を構成している。大脳新皮質は、直径0.5mm、高さ2〜3mm（大脳皮質の厚さと同じ）の「コラム」で形成されていると想定される。コラムという言葉は、新聞のコラム記事などで用いられる「コラム」と同じ意味。大脳皮質の表面に垂直の方向にのびた円筒形の領域で、中には数万個のニューロンが含まれている。このコラムが複数集まって領域・モジュールが作られており、このモジュールが並列階層システムの動作によって動くことで、心が生まれ、長期記憶に関係する。

大脳皮質は、約140億個のニューロンが縦結合している。このニューロンが複雑に結合しあって大きな集団を作り、それがまた相互につながり、ネットワークを形成し、種々の情報処理を行っている。注意すべきなのは、この140億個が大脳皮質のみの神経細胞の

数であるということだ。大脳の内側には神経細胞の集まった神経核があり、小脳や脊髄にもたくさんの神経細胞がある。小脳だけでも1000億以上の神経細胞を有するという概算もあるから、それらが作り出すネットワークは想像を絶するほどの複雑さだ。これが随意運動・知覚・思考・推理・記憶など、脳の高次機能を司っており、その2/3以上は脳溝の中に埋設されている。

大脳皮質をさらに詳しく見ると人では90％が6層構造からなる新皮質が占め、外側から分子層・外顆粒層・外錐体細胞層・内顆粒層・内錐体細胞層・多形細胞層の順に重なっている。

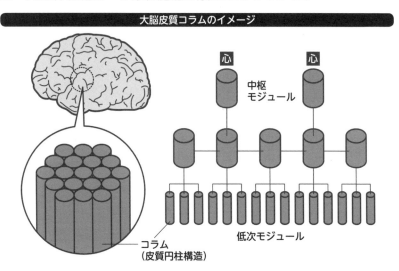

ブロードマンは細胞構築の違いにより、大脳皮質を52の領域に区分した。これが「ブロードマンの脳地図」で、運動野（外部に向かって信号を送り出す部位）、感覚野（外側の信号を受け取る部位）、視覚野、聴覚野、言語野など、機能が特定の部分に分布していることが分かる。

第1章：脳の構造

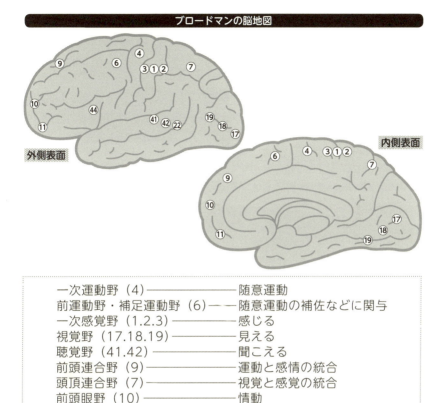

脳全体はニューロンの細胞体が凝集した組織で形成された灰白質と神経線維で形成された白質でできている。大脳の表面・しわに見える部分が灰白質で、その下にあるのが白質である。白質は灰白質よりはるかに厚く、大脳のさまざまな領域を結ぶ神経線維が、何億本も含まれている。ニューロンの樹状突起につながる軸索と、軸索を包んで絶縁体の役割を果たしているオリゴデンドログリア

(希突起膠細胞：oligodendroglia）という髄鞘で構成されており、髄鞘が白っぽく見えることから白質と呼ばれている。

◆ 脳はどうやって動いているの？

　脳の動きについては後ほど詳しく説明するので、ここでは脳を動かすエネルギーについて紹介しよう。私たちの身体組織は、安静にしているだけでも大量のエネルギーを消費している。脳は特にエネルギーの消費量が激しい組織で、人体が消費するエネルギーの約20％を消費している。全体重の2％程度しかない脳が、全体の20％のエネルギーを消費しているのだから、脳がいかに「大食い」かが分かるだろう。

　そして脳は「偏食」でもある。主な身体組織は食事から摂取した栄養素をエネルギーに変換して利用しているが、脳はブドウ糖しかエネルギーにできないのだ。脳は安静にしていても1時間に5g、1日120gのブドウ糖を消費する。人体組織中には約3％しか糖質がなく、食事などから摂取しても少量しか蓄積できないため、常に脳にエネルギーを補給し続けなければならない。脳にエネルギーを安定供給するためには、全身の血中ブドウ糖濃度を血液1dl当たり約100mgに保つ必要がある。脳が1日120g、脳以外の糖のみをエネルギーとする組織が1日40gのブドウ糖を消費するので、1日160gのブドウ糖摂取が目安といえるだろう。

　1回の食事でほぼ同量の糖類を摂取し、ブドウ糖50～60g（肝臓でのストック量に匹敵）を貯めたとしよう。

　160g÷（50～60g）≒3　つまり1日3回の食事が必要であり、この計算から、「1日3食」の習慣が成立した事情が分かる。

第 1 章：脳の構造

脳がエネルギー切れを起こしたとき、最もスピーディーにブドウ糖を補給できるのが砂糖である。食べ物として摂取された砂糖は小腸で消化され、約10秒で血中ブドウ糖濃度を上げる。ご飯やパンなど炭水化物を摂取するより吸収が早いので、即座にエネルギーとして活用できるのが特徴だ。甘味物質は沈痛や快感作用などの効果を持ち、ストレス解消や癒やし効果も期待できる。血中にブドウ糖が豊富にある方が記憶力が増すという実験結果もあるため、徹夜の試験勉強や長時間の会議で集中力が切れたときは、甘い物を摂取して頭をすっきりさせるといいだろう。スポーツや神経活動で脳のエネルギーを大量に消費した場合は、アメや砂糖を多く含む清涼飲料水を摂取すると、疲れが取れやすくなる。

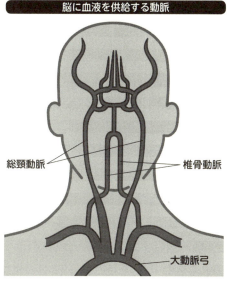
脳に血液を供給する動脈
総頸動脈
椎骨動脈
大動脈弓

　脳はブドウ糖を代謝することでエネルギーを得て活動しているが、活動が盛んな場所は血流が増加し、活動が低下している所は血流が低下するという特徴がある。脳の正常な活動にはエネルギー代謝が必要で、エネルギー代謝にはブドウ糖と酸素が必要である。しかし脳組織はブドウ糖や酸素を蓄えることができないので、常に血流によってブドウ糖と酸素を供給しなければならないのだ。脳への血液供給は左右の総頸動脈と左右の椎骨動脈の4本が担当してお

15

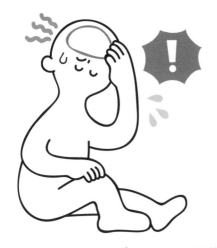
り、これを脳循環という。血液は脳に栄養を供給し、毛細血管、脳静脈、静脈洞を経由して心臓に戻って行く。脳全体の血液の流れは60ml/100g/minが正常値で、30ml/100g/min以下になると失神が起こる。脳に血液が流れなくなると6秒で意識を失い、100秒間血流が戻らないと、その後血流が回復しても後遺症が残る。この状態が脳梗塞と呼ばれる。脳血流は脳の活動を維持するために非常に重要であり、少しでも酸素やブドウ糖の供給が途絶えると、脳は数分で不可逆的に傷害されてしまう。

　大脳皮質の機能の局在を観察するために多く用いられているのが、f-MRIである。fはfunctionalの略で、MRI（magnetic resonance imaging）は磁気共鳴画像のこと。機能的なMRIとも呼ばれ、脳のMR信号の変化を画像化する検査である。脳が活動する際、最もよく動いている部分の血流が増加し、酸素の濃度も増える。血流が増えた場所には赤血球が集まりヘモグロビンが増えるので、強い磁気を与えると可視化できるという仕組みだ。これを利用して、外から光や音といった刺激を与え、脳の血流がどこに集まるかを調べることができる。ごく微細な脳活動を測定できるため、眠気・集中・聴くなど特定の機能や感情と、特定の脳機能を結び付けた研究が期待されている。

第 1 章：脳の構造

Chapter 02 小脳と脳幹の役割

人間の脳は大脳と小脳で構成されており、脳で処理された情報は脊髄を経由して体の各部位に伝達される。脳と脊髄の間を取り持っているのが脳幹であり、脳幹と小脳は運動や生命維持と深くかかわっている。

◆ 運動や生命維持のために働く小脳と脳幹

大脳が思考を司るのに対し、小脳や脳幹（中脳・橋・延髄）は「体を維持するために必要不可欠な動き」を司っている。小脳は、大脳の下、後頭部辺りにあり、小脳の前側に脳幹がある。脳幹の下から

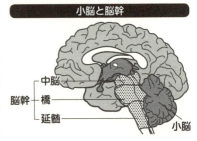

小脳と脳幹
中脳
脳幹 橋
延髄
小脳

は脊髄が伸びており、脳と体中の神経をつないでいるという仕組みだ。小脳の主な機能は、随意運動の保持。知覚と運動機能の統合を担当しており、「全身のバランスを取りながら真っすぐ歩く」といった、平衡機能感覚や姿勢維持など、筋肉運動の調整に関与する。小脳のニューロンが破壊されると、歩く時に「ふらつき」「転倒」「姿勢がうまく保てない」などの、歩行障害が発生する。大脳皮質に届いた電気信号は、橋核を介して小脳に伝えられ、小脳はその指令に基づき、運動が円滑に行われるように調整を行う。小脳には運動学習機能があり、運動に関係する機能の形成にかかわっている。

小脳の表面にある小脳皮質は、「分子層」「中間層（プルキンエ細胞層）」「最下層（顆粒細胞層）」の3層構造になっている。分子層を構成しているのは、星状細胞とバスケット細胞、顆粒細胞層は顆粒細胞とゴルジ細胞で構成されている。顆粒細胞層にある顆粒細胞軸索（平行線維

第1章:脳の構造

は、小脳皮質で唯一の出力細胞であるプルキンエ細胞の興奮性を活性化させる。

間脳は、視床と視床下部からなり、自律神経やホルモンなど

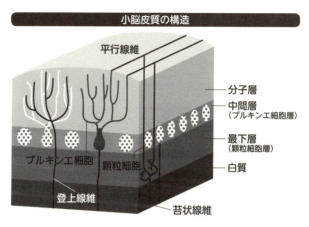

を介して内臓全体を制御。視床は嗅覚を除く、視覚や聴覚、体性感覚などを中継、視床下部は食欲や性欲、体温調整などの信号を出入力している。

脳幹は上から、中脳・橋・延髄の順に重なっている。中脳は大脳・延髄・小脳を結ぶ伝達経路で、耳から入った音の信号を大脳皮質に中継する中継路にもなっている。橋は、脳幹を経由する多くの伝達路が通過する場所。三叉神経、顔面神経な

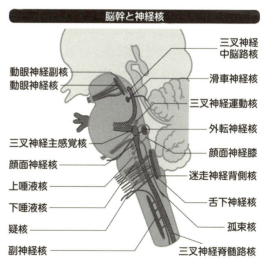

ど多くの脳神経が出ており、運動を制御する経路などもここにある。延髄は脊髄とつながっており、循環や呼吸運動を制御。自律神経の

中核を担っている。

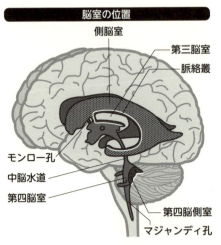

また脳内には脳脊髄液を満たした「脳室」と呼ばれる空間がある。脳の表面は髄膜と血管で覆われており、これらの構造によって脳は必要不可欠な支持と栄養補給を得られる仕組みになっている。髄液は脳室内にある脈絡叢で生産されており、その生産量は1日に約500ml。脊髄圧は骨髄穿刺で50〜180mmH$_2$O、約150mlの脳脊髄液が、側脳室→モンロー孔→第三脳室→中脳水道（シルビウス孔）→第四脳室→マジャンディ孔→くも膜下腔の順に、絶えず循環している。従って、脳脊髄液は1日3回入れ替わることになる。そして脳表のくも膜顆粒によって吸収され、静脈系（硬膜静脈洞）に流れて行く。

側脳室は大脳半球内に、第三脳室は間脳内に、中脳水道は中脳内、第四脳室は橋・延髄・小脳に囲まれるように位置している。側脳室から第三脳室への連絡路がモンロー孔であり、第四脳室から脳表への出口がマジャンディ孔である。

第2章
神経細胞のメカニズム

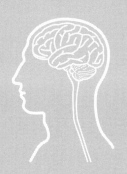

Chapter 01 ニューロンについて知ろう

ニューロンは脳神経系の機能単位であり、信号伝達を担っている。しかし脳の細胞のうちニューロンは10%以下と少なく、残りのほとんどはグリア細胞という支持細胞が占める。

◆ ニューロンは何をしているの？

　ニューロンはその神経細胞体と、その突起である軸索および樹状突起からなる。神経細胞体は、樹状突起の基部で、約100mV、持続時間0.5～2msecの活動電位（電気信号：インパルス）を発生する。一般に樹状突起と細胞体は他のニューロンからの情報信号を受ける受信部位であり、軸索は樹状突起や細胞体で受信した無数の情報を軸索丘で統合し、他のニューロンへ送り出す送信機のようなものである。

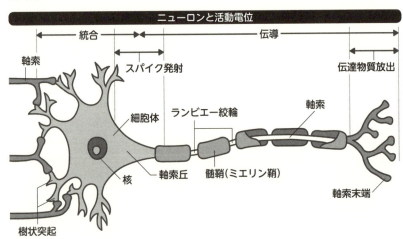

　軸索には、有髄神経と無髄神経がある。有髄神経にはほぼ1mm間隔で、電気抵抗の高い髄鞘という脂質に富んだ鞘がある。無髄神

経には、この鞘がない。髄鞘は、中枢神経ではオリゴデンドログリア（希突起膠細胞）の細胞膜、末梢神経ではシュワン細胞の細胞膜で作られ、隣接部位では髄鞘が途切れる。これらの途切れた部位を、ランビエー絞輪と呼ぶ。

　有髄神経にあるランビエー絞輪の間は、1〜2mmの長さの髄鞘によって絶縁されている。このため局所電流はランビエー絞輪だけを流れ、活動電位もランビエー絞輪にだけ再生される。つまり有髄神経での活動電位は、ランビエー絞輪のみで再生されるのだ。この伝導を跳躍伝導といい、同じ太さの無髄神経に比べて伝導速度が速くなる。有髄神経の伝導速度は、直径（μm）を6乗した数値をm/秒で表す。例えば直径20μmの1番大きなⅠa線維の伝導速度は、120m/秒である。

　ニューロンが担う情報は、刺激に応じて細胞膜に生じる一過性の膜電位の変化であり、活動電位で伝えられる。細胞体で発生した活動電位は1本の軸索の一方向に向けてしか伝達できず、そこに存在するか否かの法則で制御されている。この活動電位を、別のニューロンに伝える場所がシナプスである。シナプスの多くは樹状突起に形成されるが、細胞体や軸索上に形成されることもある。数は場所によって大きく異なり、脊髄の運動ニューロンには約1万個、樹状突起が複雑に発達した小脳プルキンエ細胞には約15万個のシナプスが存在する。活動電位は電気信号のため、他の電気信号の影響を受けやすい。他の電気信号と断絶した環境でスピーディーに情報をやりとりするために働いているのが、グリア細胞（神経膠細胞）だ。グリア細胞はニューロンの細胞体・樹状突起・軸索を取り囲み、ニューロン群間を区分している。別の神経細胞がどんなに隣接していても、

それらに乗り移ることはない。ニューロンを囲む絶縁体のような役割を果たす他、シナプスで放出された神経伝達物質の掃除も行っている。

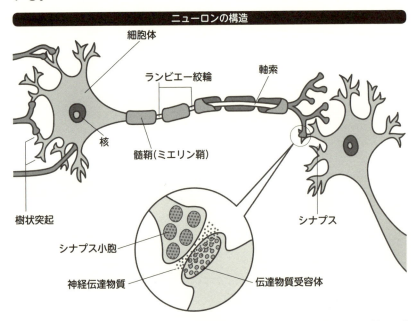

ニューロンの構造

 大脳には1mm³に10万個の神経細胞が集まり、感情や思考などのネットワーク伝達を行っている。脊髄反射という言葉を、聞いたことがあるだろうか。脊髄にも、膨大なニューロンが存在している。脊髄に存在するニューロンは、体の末梢から感覚受容を行って大脳に興奮を伝達する「感覚ニューロン」、筋肉に神経伝導を伝える「運動ニューロン」、局所的な回路を制御する「介在ニューロン」の3種類に分類される。この3種類が組み合わさり反射を制御することで、無意識のうちに体の動きを制御できるのだ。
 中枢神経の神経細胞の軸索は、ほとんどが有髄神経なのに対し、

末梢神経では有髄神経と無髄神経が混在している。中枢神経は常に速い伝導が必要とされるのに対し、末梢神経では伝導が遅くてもよい神経細胞もあるためである。

◆ ニューロンは何でできているの？

　脳は60％の脂質と40％のタンパク質で構成されている。脂質の約半分はコレステロールで、残りはリン脂質などだ。そしてその内訳は、コレステロールが約50％、リン脂質が約25％。体内にある量のおよそ1/4のコレステロールが、脳に存在する。コレステロールは、神経細胞から伸びる神経線維を取り囲む神経鞘（髄鞘）の成分の一つである。リン脂質は、樹状突起を伸ばしたり、それを維持したりするのに必要な、神経細胞を包む膜を作る物質として使われている。

Chapter 02 シナプスについて知ろう

シナプス (synapse) とは、「お互いに結び付ける」という意味の言葉で、個々のニューロン同士が信号のやり取りを行う場だ。シナプスの数は大脳皮質の神経細胞で1個当たり4万個、小脳プルキンエ細胞では10万個にも達する。

◆ シナプスの役割

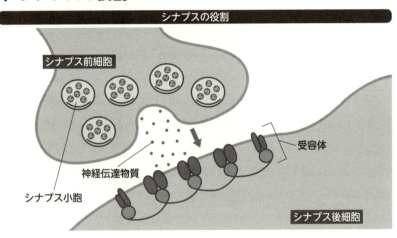

 各ニューロンは細胞体から、1本の軸索を伸ばしている。細胞体からの情報（活動電位）は軸索を通って、軸索の末端にある神経終末まで運ばれる。シナプスはこの神経終末と他のニューロンの樹状突起や細胞体間に形成される、こぶ状に膨らんだ部分。細胞と細胞の間には20nm程度の隙間があり、この間で情報のやり取りが行われるのだ。情報を出力する側を「シナプス前細胞」、神経伝達物質により情報を受け取る側を「シナプス後細胞」と呼ぶ。ニューロンの電気信号には、オンとオフしかない。活動電位が神経終末に到着すると、ニューロンの電気信号がオンになりシナプス前細胞が神

経伝達物質を放出する。シナプス後細胞の受容体に神経伝達物質が結合すると、そこから神経細胞体で電気信号が生じて次のニューロンに情報が伝わるのである。神経伝達物質は、ニューロンによって異なる。

　この流れを、少し細かく見てみよう。まずシナプス前細胞に、活動電位が到着する。電位の種類は「興奮性シナプス後電位」と「抑制性シナプス後電位」の２種類だ。シナプス前細胞に活動電位が到着すると、神経伝達物質が放出される。一つのニューロンには無数のシナプスがあり、大量の信号が送られている。そのため一つひとつの活動電位では反応が生じず、興奮性か抑制性かどちらかが多く届いたとき、それらを総合判断して反応し、神経伝達物質を送るか否かを決める仕組みになっている。中枢神経系のシナプスは、興奮性と抑制性両方のシナプスに反応。興奮性シナプス後電位が届いた場合はグルタミン酸を、抑制性シナプス後電位が届いた場合はGABAかグリシンを、神経伝達物質として放出する。シナプス後細胞には、シナプス間隙に放出された神経伝達物質を受け取る受容体が存在している。この受容体に結合した神経伝達物質を酵素やタンパク質で分解し、結合を排除することで他のニューロンに情報が伝わる。

◆ シナプスと神経伝達物質

　シナプスから放出される神経伝達物質は、次のニューロンに情報を伝える重要な役割を担っている。脳内のどの部位のニューロンかによって放出される神経伝達物質は異なるが、うつ病をはじめとする精神疾患や行動障害の多くは、神経伝達物質が不足したり過剰に

なったりすることで起こるともいわれている。ここでは、神経伝達物質について説明しよう。

　神経伝達物質は、モノアミン類・アミノ酸・アセチルコリン・神経ペプチドの四つに分類できる。モノアミン類・アミノ酸・アセチルコリンは分子が非常に小さく、神経終末のシナプス小胞に貯蔵されている。活動電位が到着して神経終末に流入すると、それをきっかけにシナプス間隙に放出される。

　モノアミン類の中にはドーパミン、ノルアドレナリン、アドレナリン（この3種類をまとめてカテコールアミンと呼ぶ）などがあり、気分や運動、自律神経系の調整にかかわっている。モノアミン類の中にはこれ以外にも、セロトニンやヒスタミンなどが含まれる。アミノ酸といえばタンパク質の構成物質として有名だが、脳内の神経伝達物質としても機能している。興奮性シナプスの伝達を促すグルタミン酸や、抑制性シナプスの伝達を促すGABAなどが代表的だ。

　アセチルコリンは脊髄や脳幹などの運動ニューロンで作られる物質で、アセチルコリンを伝達物質とするニューロンはコリン作動性ニューロンと呼ばれる。脳幹や脊髄から各部位の筋肉に向かうニューロンは、全てアセチルコリンによって伝達されている。

　神経ペプチドは比較的大きな分子で、シナプス小胞より大きな分泌顆粒に貯蔵されている。神経ペプチドは中枢神経系のあらゆる場所に分布しており、その種類は50以上に及ぶ。低濃度でシナプス後細胞に作用し、その作用が長く続くのが特徴だ。

　シナプス後細胞がシナプス前細胞の活動に反応し続けるためには、シナプス前細胞の活動電位に反応して放出された神経伝達物質が、シナプス間隙から効果的に除去されなければならない。シナプ

第 2 章：神経細胞のメカニズム

ス間隙からの拡散が主な神経伝達物質の除去機構であるが、神経伝達系によっては、別のアストログリアによる吸収などの補助的な機構も使われている。

Chapter 03 グリア細胞（神経膠細胞）について知ろう

グリア細胞はニューロンの約10倍存在するといわれ、ニューロンの発達や生存、環境維持、代謝支援、ニューロンの軸索伝導やシナプス伝導の調節などにも関与。神経機能全般に渡って機能的な役割を果たしているといわれる。

◆ グリア細胞の大別

グリア細胞は、神経膠細胞と呼ばれる。膠とは、動物の腱からできた接着剤のことだ。神経線維に密着して巻き付くことから、この名前が付いたといわれている。中枢神経系には3種類のグリア細胞、すなわち、アストログリア（星状膠細胞）、オリゴデンドログリア（希突起膠細胞）、ミクログリア（小膠細胞）が存在する。特にアストログリアとオリゴデンドログリアは合わせてマクログリアと総称される。末梢神経に見られるシュワン細胞もニューロンの支持細胞であるが、狭義でいえば、グリア細胞は中枢神経内の支持細胞を指す。

細胞が分裂する際、ニューロンの源となる神経幹細胞が発生する。この神経幹細胞は必要な量のニューロンを作り出し、その残りでグリオブラスト（膠芽細胞）を作る。この膠芽細胞から、アストログリアとオリゴデンドログリアが発生するのだ。脳腫瘍

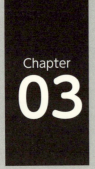

グリア細胞の種類
- 樹状突起
- ミクログリア
- 軸索
- 灰白質
- 血管
- アストログリア
- 白質
- 髄鞘
- オリゴデンドログリア

第 2 章：神経細胞のメカニズム

は 100 を超えるさまざまな種類があるが、大きく 2 種類に分けることができる。脳実質から発生する腫瘍と、実質の外側に発生する腫瘍だ。脳実質に発生する腫瘍は神経上皮質性腫瘍と呼ばれ、神経膠腫瘍や神経細胞性腫瘍が含まれるが、ほとんどは神経膠腫瘍だ。

◆ アストログリアは何をしているの？

　アストログリアは多極性の星の形に似た形態をとることが多いことから星状と命名された細胞で、脳内の下部構造を下支えしている。主な役割は、ニューロン周りの環境保全や栄養補給、壊れたニューロンの修復や除去などだ。脳の活動を支持する大量のエネルギーは血液を介して供給される。ニューロンは血管とは直接接触していないため、ブドウ糖（グルコース）を直接取り込むことができない。ブドウ糖はアストログリア細胞の細胞壁に存在するグルコーストランスポーターを伝って、まずアストログリア内に取り込まれる。そこで乳酸に変換され、ニューロンに運ばれるのだ。ニューロンは供給された乳酸の 95％をエネルギー源として消費するが、アストログリアが消費するエネルギーは、脳全体で消費されるエネルギーの 5％に過ぎない。アストログリアは、非常にわずかなエネルギー消費で脳全体のエネルギーを供給する、高効率の細胞といえるだろう。

　アストログリアにブドウ糖を供給するのは血液だが、血液にはさまざまな分子が溶け込んでいる。不要な分子が脳に流れ込むと非常に危険なため、脳の毛細血管内では血管の内皮細胞とアストログリアが密着し、「血液脳関門（blood-brain barrier）」を形成している。血液脳関門は薬の成分などが血液中から脳内へ移行しないように制限する機能を持ち、関所の役割を果たしている。このためナトリウムやカ

31

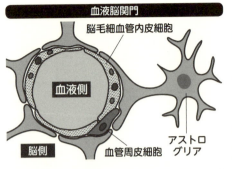

リウムのような小さい分子は血液脳関門を通過し、タンパク質やペプチドなどの大きい分子は通過しない。一方アルコールや睡眠薬・麻薬のような油に溶けやすい物質は、血液に完全に溶け込んでしまうので、関門を通過して脳の中に入ってしまう。血液脳関門が壊れると、脳が腫脹して脳浮腫となり機能障害が起こる。

　一度神経回路が完成したら、増殖も分裂もしないニューロンと違い、アストログリアは増える。ニューロンが死んでしまった場合、アストログリアがグリオーシス (gliosis) となってニューロンがあった場所を埋める。グリオーシスの増加は脳に異常が現れた時の特徴的な現象であり、脳疾患の有無を見極める指標となる。脳疾患によく見られる脳腫瘍は、グリオーシスの部分に発生することも多い。

◆ **オリゴデンドログリアは何をしているの？**

　オリゴは「少ない・まれ」の意味、デンドロは「突起・とがった部分」という意味。突起が少ないことからこの名前が付き、日本語では希突起膠細胞と呼ばれる。5〜30本の突起を非常に細い軸索に向かって繰り出し、神経細胞に巻き付いて髄鞘（ミエリン鞘）を形成する。この鞘は神経軸索の表面に巻き付いた絶縁テープのようなもので、伝導速度を調節している。コンパクトで効率よく電気信号を伝えるためには、細くて伝導速度の速い神経線維が必要不可欠である。髄鞘は脂質の含有率が70％と高く、電気的絶縁効果を高めている。細

第 2 章：神経細胞のメカニズム

くて効率の良い神経信号の伝導ができる有髄神経線維があるからこ
そ、脳はここまで発達したのである。軸索を髄鞘化することにより、
神経伝達速度を 50 倍まで速めることができる。髄鞘は 1 ～ 2mm
の節に分かれていて、節と節の間をランビエー絞輪という。このシ
ステムにより電解質の溶液で取り囲まれているわずか 20μm しか
ない神経線維が、電気信号を確実に先端まで伝えている。

　末梢神経では、オリゴデンドログリアの作用は、シュワン細胞が
行っている。細胞の性質はオリゴデンドログリアと同じであり、神
経線維に巻き付いて鞘のような構造を作っている。

◆ ミクログリアは何をしているの？

　アストログリアやオリゴデンドログリアに比べると細胞が小さい
ことから、ミクログリアと呼ばれる細胞。脳内のグリア細胞のうち、
約 10％がミクログリアだ。グリア細胞の総数はニューロンの約 10
倍といわれているので、ミクログリアとニューロンは、ほぼ同数存
在していることになる。ミクログリアはニューロンに損傷や変性が
起こると、活性型ミクログリア（アメーバ型）へと変化して損傷を
修復する。

Chapter 04 運動と神経細胞

ここでは神経細胞が、体内でどのような働きをしているのか具体的に述べる。われわれは無意識のうちに体を動かし、何かを感じているが、神経細胞はこのとき脳内でどのような働きをしているだろうか。

◆ 運動野と錐体路

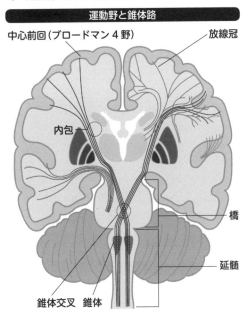

運動野と錐体路
中心前回（ブロードマン4野）
放線冠
内包
橋
延髄
錐体交叉　錐体

運動とは、筋肉の収縮である。その収縮の度合いやスピードを調整しているのが「運動神経」と呼ばれる神経線維に流れる信号だ。運動神経は、神経の細胞体から伸びる細長い突起のことで、終板を介して筋肉とつながっている。

一般的に運動野といえば、大脳皮質の中央・中心溝の前の中心前回にある「一次運動野」を指すことが多い。運動野＝一次運動野だと認識されがちだが、大脳皮質には一次運動野以外にも運動前野や補足運動野など、多くの運動野が存在する。出力信号は主に一次運動野が担っているが、運動前野や補足運動野からも出力がある。一次運動野は中心溝の前方、中心前回（ブロードマン4野）に位置し、随意運動の発現にかかわる大脳皮質運動野の一つで、運動指令を脳幹や脊髄

第2章：神経細胞のメカニズム

へ出力する、重要な拠点である。大脳皮質は6層構造だが、4野にはIV層がなく、III層とV層の錐体細胞層が発達している。中枢神経ネットワークの中では、線条体は大脳基底核の入力部に位置付けられる。この大脳基底核は前脳および中脳の基底核に分布する互いに密接な連絡を持つ神経核部の総称であり、小脳と並んで随意運動遂行系の調節の中枢をなす。このうち小脳が精緻（せいち）な運動の制御と運動学習に必須であるのに対して、大脳基底核は運動プログラムの開始と選択に関与する。ハンチントン病の患者は動きを止めることができない。

　大脳基底核の線条体は大脳皮質のほとんど全ての領域からの出力を受ける。この情報は大脳基底核内で処理された後、出力部（淡蒼球内節と黒質網様部）から視床に送られ、大脳皮質に再び返される。この大脳皮質→大脳基底核→視床のループは、その起始となる大脳皮質前頭野と線維連絡の違いにより、運動ループ、眼球運動ループ、前頭前野系ループ、辺縁系ループに分類される。運動ループは運動の順序を決定し、学習によって形成された運動を実行。眼球運動ループは視線を固定している間に、持続的な活発運動を行っている。前頭前野系ループは運動を行う際に使う筋肉を選考し、運動の企画を行う。辺縁系ループは、喜怒哀楽などの表情を身振りやほほ笑みで表現する。このように、基本的に独立した、かつ相同的ループが並列して働くことにより、大脳基底核は身体の運動や眼球運動のみならず、高次脳機能や情動などのコントロールを可能にしていると考えられる。

　このようなループを経た自分の意思に基づいて行う随意運動は、錐体路を通って伝達される。

錐体路は大脳皮質の運動中枢にあるニューロンから伸びる軸索の束で、脳幹や脊髄と直接つながっている。大脳皮質から放射冠と内包後脚を経て脳幹に入り、中脳の大脳脚と橋底部を経由して延髄に入る。ここでピラミッドのような錐体を作るため、錐体路と呼ばれる。延髄錐体を下降する際に左右が交叉するため、運動野を刺激すると体の反対側の筋肉が収縮する。

　錐体路は同一側で約100万本の神経線維が束になっており、約100m/sの速さで信号を伝達している。1本の線維の太さは約10μmだが、大脳皮質運動野の下肢領域にあるベッツ細胞から伸びた軸索は非常に太く、20μmの太さがある。錐体路を構成する線維は全て興奮性で、グルタミン酸を伝達物質としている。

　随意運動の中でも特に注意が必要な運動は錐体路が担当し、大まかな動作については錐体外路が担当する。運動の遂行を妨げるような不要な運動を抑制するのは、大脳基底核の役目だ。一次運動野は錐体路を通る信号の60～80%を出力している。

　大本となる運動細胞には、手足や運動の骨格筋につながり脊髄の前核にある脊髄運動細胞と、顔の筋肉を支配し、脳幹の神経核にある脳神経細胞の2種類がある。特に脊髄運動細胞の働きは活発で、たっ

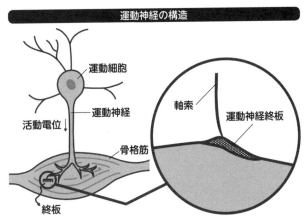

第2章：神経細胞のメカニズム

た1個の細胞が数千から1万のシナプスとつながり、入力信号を受け取っている。運動細胞の動きは、運動連合野や脳幹の出力情報を伝える信号と、筋肉や関節・皮膚などに存在するセンサーの出力を伝える信号によって調節される。運動ニューロンの軸索終板と骨格筋とのシナプスで放出される神経伝達物質は、アセチルコリンである。

　どの程度の強さとスピードで筋肉を収縮させるかを決めるのも、運動細胞だ。運動細胞が何個活動したか、もしくは1個の運動細胞がどの程度強く活動したかの2パターンにより、運動細胞が運動信号を出力。運動神経を経て筋肉に伝わり、信号量に応じた筋肉収縮を発生させた結果、運動が実行される。シナプス伝達はボツリヌス毒素によって伝達物質の放出を阻害し、臨床的に筋弛緩剤として使われる。

◆ 大脳基底核と大脳辺縁系の存在

　運動にかかわる神経のうち、延髄の錐体を通る経路を錐体路という。自らの意思に基づいて体を動かす随意運動を司っているが、その活動の一部は無意識のうちに行われている。大脳皮質から指示が出ると、その一部が大脳基底核に伝わる。すると大脳基底核は姿勢を滑らかにするための信号を、視床経由で大脳皮質に伝える。

　大脳基底核は、運動をコントロールするために働く前脳基底部神経核の総称である。大脳皮質からの入力を視床、脳幹へ出力する神経核の集まりで、それが大脳皮質に影響を与えており、姿勢や運動の制御、調整を担当している。この入力部分は尾状核と被殻からなる線条体で、出力部は淡蒼球内節で、視床を介して、大脳皮質に電気信号を返している。

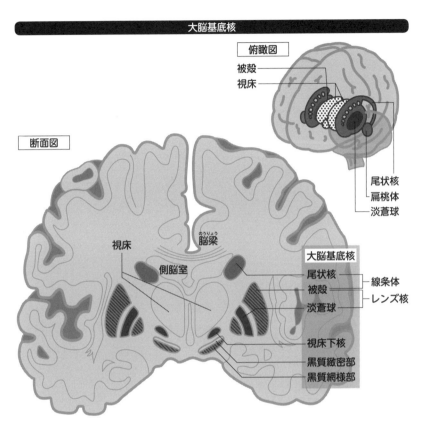

　大脳基底核は、大脳白質の中にある灰白質で、尾状核・被殻・淡蒼球・扁桃体で構成されている。すなわち大脳基底核は、構造上単一方向のニューロンのつながりが集まったものである。
【尾状核】側脳室と視床の外側に位置し、尾状核頭・尾状核体・尾状核尾に分かれる。尾状核尾は側頭葉の扁桃体とつながっていて、被殻とは感覚路・運動路の神経線維の束（内包）で隔てられている。
【被殻】運動機能を司り、大脳辺縁系と大脳新皮質から、興奮性入力を受ける。

【淡蒼球】被殻の内側にあり、内側髄板によって内節と外節に分かれる。外節は新線条体から線維を受けて、視床核に線維を送る。内節は視床下核から線維を受けて、視床の核および脳幹の中脳橋被蓋核・上丘に線維を送る。このうち尾状核と被殻を合わせて線条体と呼び、被殻と淡蒼球を合わせてレンズ核と呼ぶ。

◆ 小脳皮質と小脳内の神経回路

　大脳皮質からの神経線維は脳幹の橋でニューロンを別のニューロンに変え、小脳髄質の歯状核で結合する。その後、視床の視床外側腹側核を経由して、大脳皮質の運動野に向かう。小脳皮質は、6種類のニューロンを含んでいる。中でも小脳皮質1層に配列するプルキンエ細胞が小脳皮質回路の中心的な情報処理ニューロンであり、小脳皮質からの唯一の出力ニューロンである。プルキンエ細胞から送り出される出力線維は抑制性である。このためプルキンエ細胞が、小脳核のニューロンを抑制している。しかし小脳核が興奮性ニューロンを出力するため、小脳全体の出力系は興奮性のみである。

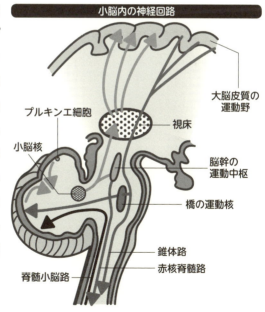

Chapter 05 五感と神経細胞の関係

私たちは普段、「触れる（触覚）」「見る（視覚）」「聴く（聴覚）」「臭う（嗅覚）」「味わう（味覚）」という、五つの感覚を使っている。それぞれの感覚が、脳内でどのように処理されているのかを、順番に見ていこう。

◆ 感覚の伝達と体性感覚野

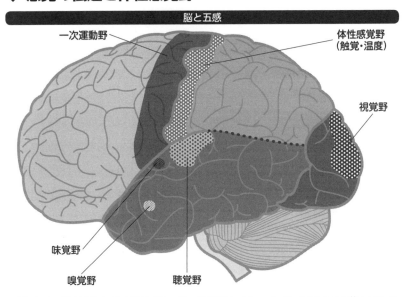

脳と五感
一次運動野／体性感覚野（触覚・温度）／視覚野／味覚野／嗅覚野／聴覚野

　私たちが普段から感じている「感覚」は、大きく三つに分けられる。それでは一つずつ見ていこう。感覚の中で最も知られているのが、触覚・視覚・聴覚・嗅覚・味覚という五感だ。触覚以外は目・耳・鼻など特殊な感覚器が対応していることから、これを「特殊感覚」と呼ぶ。もう一つが、空腹や満腹感、尿意や便意を伝える「内臓感覚」で、三つ目が体の表面や内部から情報を脳に伝える「体性感覚」である。体性感覚は触覚や痛覚・温度感覚や位置感覚など、受容器が

全身に分布。皮膚外部からの刺激を受けて情報を伝える皮膚感覚と、筋肉や感覚からの情報を伝える固有感覚に分かれており、大脳皮質の中心溝の後方にある体性感覚野で感覚を受け取っている。

　体性感覚は種類ごとにたどる経路が異なるが、伝達経路の基本は以下の5段階である。まず外界からの情報を「刺激」として取り込む。刺激はそれを検知する「受容器」によって受け止められ、神経細胞の「興奮」を引き出す。視覚以外の感覚情報は、全て神経核の集合体である視床に集まり、その後ニューロンによって大脳皮質へと伝えられる。視床は、大脳の内部の中心付近にある直径数cmの卵円形の灰白質で、たくさんの神経核が集まった集合体である。それぞれ違う機能を持っているので、視床全体で見ればさまざまな機能を担っている。視床から大脳皮質へ至る放射経路は、視床皮質経路と呼ばれる。興奮は一次中枢にある体性感覚野に伝えられ、体性感覚が「要素」を整理する。整理された情報は高次の中枢に伝えられ、高次中枢がいろいろな情報を統合して再度処理を行う。この結果が生体反応として出力され、私たちが「感覚」として認識するのだ。

　感覚の種類ごとに異なる経路をたどってきた刺激が最後に到達するのが、体性感覚を司る体性感覚野だ。

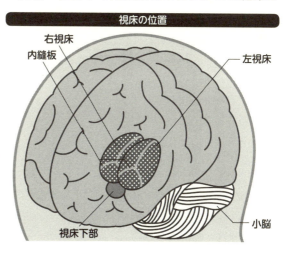

視床の位置
右視床
内髄板
左視床
視床下部
小脳

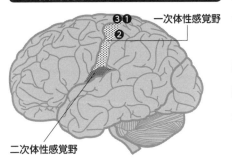

大脳の中心溝の後ろ、頭頂葉の前方部分に位置しており、ブロードマンの脳地図では3野・1野・2野に当たる。3野→1野→2野の順に情報処理が行われ、どこで何を感じたかを認識する。

◆ 触覚と神経細胞

触覚については、手の運動を例に説明しよう。皮膚の真皮には「マイスナー小体」や「バチニー小体」と呼ばれる感覚器があり、圧力や振動など機械的な刺激を受容する。この感覚器を、機械的受容器と呼ぶ。機械的受容器が感じた刺激は、求心性の感覚経路を伝わり、大脳皮質の体性感覚野に到達する。皮

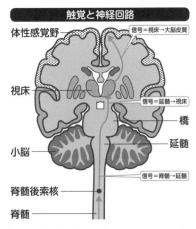

膚には熱い・冷たいを感じる「温度センサー」や、痛い・かゆいを感じる「化学センサー」もあるが、この刺激も同じように求心性の感覚経路を伝わって体性感覚野に届けられる。

触覚を司る体性感覚野と運動機能を司る運動野だけが動いても、手の随意運動は発生しない。手の運動を円滑に行うために関与しているのが、前頭前野である。前頭前野が手の皮膚からの入力やその他の感覚入力への神経情報を頭頂連合野で集めて総合し、前頭連合

野が運動野に目的に沿った運動指令を出力し、手足が動く。

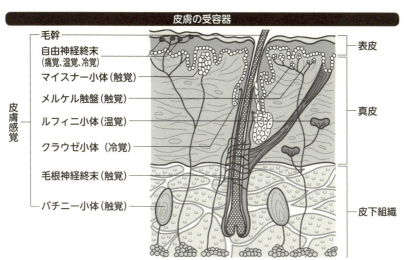

◆ 視覚と神経細胞

視覚とは、光を受容する感覚である。眼に入った光は網膜から情報を受け取り、視神経を経由して脳の中央付近にある視交叉と外側膝状体を

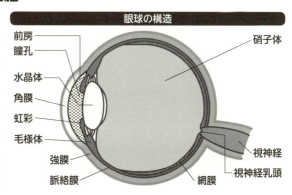

経て視覚野に投射される。視覚野はブロードマンの脳地図の17野である「一次視覚野（V1）」や、17野に接続している18野（V2）・19野（V3）である。一次視覚野で得た情報は後頭葉と側頭葉で認識されるが、それぞれ分担が異なる。後頭葉皮質は物体の位置や運

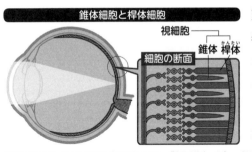

動の認識、側頭葉皮質は物体や形・色のパターンを認識する役割を担っている。

視覚の中で最も重要となるのが、さまざまな波長や強さの光を投影する「網膜」だ。網膜上には「錐体細胞」と「桿体細胞」という2種類の視細胞が存在する。錐体細胞は中心窩に多く存在している細胞で、強い光を受けて働き、弱い光に対する反応は弱い。明るい場所の視覚を担当しており、色の認識もこの細胞が行っている。もう一方の桿体細胞は中心窩を取り巻くように存在しており、暗い場所の視覚を担当し、弱い光でも反応する。夕方や薄暗い場所で、色が見えにくいと感じたことはないだろうか。これは光を受けて働く錐体細胞が働かず、桿体細胞だけに頼った視覚(桿体視)になっているからだ。桿体細胞は色の認識ができないため、色覚が劣化するのである。

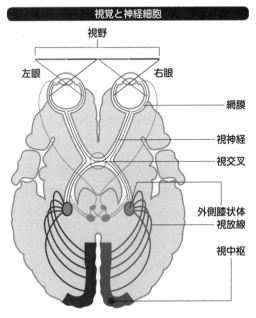

第 2 章：神経細胞のメカニズム

◆ 聴覚と神経細胞

　音は、空気や水の振動である。数多くある振動の中からある一定の範囲のものだけが「聴覚」として捉えられ、脳で統合・整理・処理され、音として知覚されるため「音は、脳で作られる」といっても過言ではない。音は、大きさ・高さ・音色の3要素で構成されている。大きさとは波（振動）の振れ幅で単位はdB、高さは1秒間に繰り返す波の回数（振幅数）で単位はHz、音色は異なった波形に対応しており、三つの波の組み合わせで、どんな音になるかが決まる。

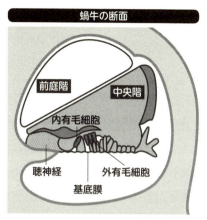

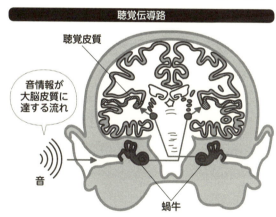

　音は、振動として脳に伝わる。例えば床に鉛筆を落とすと、鉛筆が床に接触したことにより空気が振動し、その振動が鼓膜に伝わる。鼓膜と耳小骨を介して蝸牛に到達した音は、蝸牛内の基底膜を振動させ、基底膜上の内有毛細胞が興奮。その情報がシナプスを介して聴覚神経に伝えられる。蝸牛の中で音が波長別に認識されて、蝸牛神経を経て脳幹を通り、大脳の聴覚皮質に達する。大脳皮質領域に

ある一次聴覚野へ次々と伝播。一次聴覚野で処理された刺激は一次聴覚野を取り囲むように存在する別の聴覚野に出力され、初めて音として知覚される。音を知覚するのが、聴覚野である。聴覚野のニューロンは、感受性が高い周波数ごとに集まって、階層を作っている。一部のニューロンはAという周波数に反応し、別のニューロンはBという周波数にのみ反応するというように、特定の周波数だけを処理するのだ。

◆ 嗅覚と神経細胞

　私たちが感じている臭いの実態は、さまざまな種類の揮発性化学物質である。人はおよそ、40万種類もの化学物質の臭いを感じるといわれている。人間は生物の中でも嗅覚が発達している方ではないが、それでも数千種類以上の臭いを嗅ぎ分けることが可能だ。では人は、どのようにして臭いを感じているのだろう。臭いを感じるための器官は、鼻である。鼻の奥には嗅細胞（嗅上皮）というニューロンがたくさん並んでおり、ニューロンの一つひとつが臭いを発生

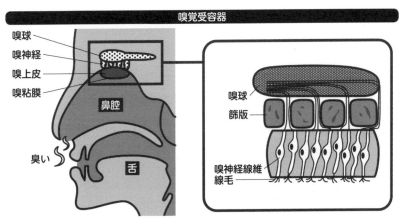

第 2 章：神経細胞のメカニズム

させる分子を検出・識別する「嗅覚受容体」を有している。嗅細胞が持つ嗅覚受容体は 1 種類だけで、聴覚ニューロンが特定の周波数を専門で処理するのと同様、嗅細胞も特定の臭い分子にのみ反応する。揮発性物質が鼻粘膜に付着して嗅覚受容体を刺激すると、その刺激は嗅細胞の軸索を介して嗅球、嗅神経を経由し、一部の線維は、側頭葉の嗅覚野・海馬・扁桃体・視床下部に投射される。それ以外の線維は視床を経由し、眼窩前頭回に投射される。

　嗅覚は五感の一つであるが、他の四つの感覚とは大きく異なる法則を持つ。他の四つの感覚は視床下部と大脳新皮質の各感覚領域に情報を送り、大脳辺縁系（扁桃体・海馬・乳頭体の総称）に到達する。しかし嗅覚は、嗅神経を通して直接大脳辺縁系に情報を送ることができるのだ。大脳新皮質は思考を担当し、大脳辺縁系は本能や情動を担当している。嗅覚が思考を担当する大脳新皮質を経由せず、ダイレクトに大脳辺縁系に到達するのは、嗅覚が自己防衛や種の保存本能に結び付いているからである。

　大脳辺縁系には記憶を司る海馬があり、あらゆる記憶は「短期記憶」として海馬に一次保存される。一次保存状態の短期記憶はいずれ上書きされてしまうが、同じことを何度も思い出しているうちに長期記憶に変換され、忘れにくくなる。嗅覚は大脳辺縁系（海馬）に直接情報を送ることができるため、他の感覚より海馬を刺激しやすく、長期記憶として残りやすい傾向がある。

◆ 味覚と神経細胞

　味覚の基本は、甘味（糖質・炭水化物）・うま味（アミノ酸の一種であるグルタミン酸）・苦味（植物由来の多くの物質）・酸味（酸性

47

の物質に含まれる水素イオン)・塩味(ナトリウムイオン)の5種類である。苦味は本来危険な食べ物を察知するために生まれた知覚だが、ワインのタンニンやコーヒーのクロロゲン酸、ビールのホップに含まれるイソフムロンなどの安全な苦味は、独特の風味として認識されることが多い。食事を楽しむ際には辛味も重要な味のファクターになるが、生理学的には辛味は味覚ではない。辛味は痛い・熱いと同じ、体性感覚に含まれる。

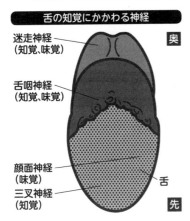

味覚を感じるのは舌である。人間の舌はあまり長くないが、舌の知覚にかかわる神経は前2/3が三叉神経の枝である舌神経、後ろ1/3が舌咽神経である。味覚は前2/3が顔面神経の枝である鼓索神経が支配しており、後ろ1/3は舌咽神経が支配している。舌の運動に関与しているのは舌下神経である。

◆ **言語と神経細胞**

　言語は人の考えや感情を音声にして表出するとともに、それを知覚し、理解する能力であり、人のコミュニケーションと思考の重要な手段である。言語には音声を使う音声言語以外に、視覚を用いる書字言語などもあるが、音声言語が言語の基本であり、その後に書字言語がくる。言葉を話したり聞いたりするには、言語中枢が関与する。多くの人の言語中枢は一般的には左半球優位で活動している。言語中枢は、言葉を発する際に機能するブローカ野と、言葉を

第 2 章：神経細胞のメカニズム

聞いて理解するウェルニッケ野に大別できる。ブローカ野は、運動性言語中枢とも呼ばれる。大脳皮質の前頭葉にあり、ブロードマンの脳地図では 44 野と 45 野に位置する。言語処理

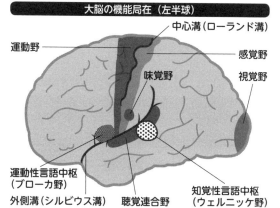

や音声発生にかかわっており、のどや唇・舌を動かして言葉を発する指令を出している。ウェルニッケ野は知覚性言語中枢で、上側頭回の後ろ側に存在している。シルビウス溝に接しており、ブロードマンの脳地図では 22 野。ウェルニッケ野は、ブローカ野と、弓状束と呼ばれる神経線維でつながっている。

　ブローカ野・ウェルニッケ野・弓状束を含む環シルビウス溝言語領域は音声処理を担当する。さらにその周辺、側頭葉と頭頂部、前頭葉を含めた環・環シルビウス溝言語領域は、補足運動野や視床とも連動して言語的意味の充填にかかわっている。

　言葉を発する際と言葉を聞いて理解する際では、機能する神経細胞が異なる。言葉を聞いて理解する時にはウェルニッケ野の感覚性言語野が、話す時はブローカ野の運動性言語野が、主に使われる。耳に入った言葉はまず、聴覚神経から聴覚中枢を経由して、ウェルニッケ野に到達する。ウェルニッケ野は言語を理解し、自分の頭の中の考えを言葉として組み立て、言葉の元となる文章を構成する。組み立てられた言葉は弓状束を通ってブローカ野に送られ、ブロー

カ野は話すために必要な運動を発語器官の筋肉に伝達。一次運動野が口を制御して、音声を発する。文字を書く際はまず目で知覚し、一次視覚野に情報が届く。その後、側頭頭頂接合部にある角回を経由し、言語中枢で理解と言葉の産出を実施。ブローカ野、ウェルニッケ野が人の言語活動の中で主として会話時に機能する部位とすれば、角回はもう一つの言語活動である読み書きに関する機能を持ち、第三の「言語中枢」ともいわれる。一次運動野から手を制御して文字を記す。

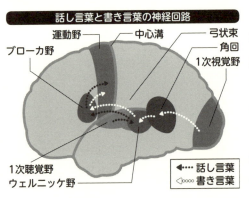

話し言葉と書き言葉の神経回路

言語中枢が左半球に局在しておりウェルニッケ野も左半球にあることから、言語は左半球が支配していると思いがちだ。しかし右半球にも言語領域があり、状況に応じた言語使用や比喩、談話の維持や情動表現など、言語表現において重要な役割を果たしている。

　言語にかかわる中枢や周辺領域が損傷を受けると、失語症を発症する。例えばブローカ野の運動性言語野にある下前頭回に損傷を受けると、言葉をしゃべることが困難になる「運動性失語症」を、ウェルニッケ野の感覚性言語野がある側頭葉に損傷を受けると、自分は話すことができるのに相手の言葉が理解できない「感覚性失語症」を発症する。頭頂葉の外側にある角回は言語認知に関与しており、この機能に異常が起こると、文字を読むことができなくなる。

第 2 章：神経細胞のメカニズム

◆ 連合野の働き

　大脳皮質の中で、運動野と感覚野・聴覚野・視覚野の部分を、大脳皮質連合野と呼び、人で特異的に発達した部位である。ここは大脳で出入力されるさまざまな情報を連合して処理する役割を担っており、「前頭連合野」「側頭連合野」「頭頂連合野」の 3 領域に分かれている。

【前頭連合野】

　大脳皮質の 30％を占める非常に大きな領域で、知性や理性を扱う。脳の最高中枢ともいわれ、情動反応や行動の計画、推理や思考などの情報を出入力。大脳新皮質を構成する何層もの神経経路から情報を受け取り、分析・整理・理解し、情動を司る扁桃体などに指示を出して情動反応を起こす。情動の興奮を抑えるスイッチも、前頭連合野の中に位置している。

【頭頂連合野】

　図形の方向や見た物の位置関係の認識に関与。この場所に障害が起きると、「車と自分がどれくらい離れているのか」「コップが右向きなのか左向きなのか」などが認識できなくなる。

【側頭連合野】

　物の認知にかかわる領域で、人や物を認識し意味のある形として意識する機能を担っている。

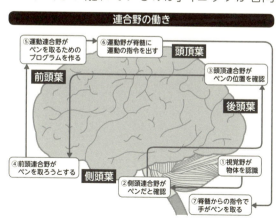

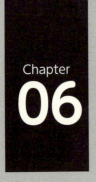

脳の発達と神経細胞

脳機能が成熟するのは20代半ばといわれており、子どもの問題行動は脳の成長と関与している。感情については第5章で詳しく説明するが、ここでは子どもの行動と脳の変化を、問題行動ごとに見てみよう。

◆ 記憶・学習機能の発達と変化

　人間の脳でニューロンの数が最大になるのは、妊娠7週目のときである。その後、過剰に生産されたニューロンの淘汰(とうた)が行われ、誕生を迎える。出生後ニューロンの数は変わらないが、生後2～8カ月の間にシナプスの数が急増する。出生時には約2500だった大脳皮質のニューロンが、3歳までに約1万5000に増えるのだ。脳の重量自体も400gから1kgになり、生後1年で出生時の2.5倍に発達する。脳の重量が増加するのは、脳の支持細胞であるグリア細胞の増加及び神経線維の髄鞘化、つまり伝導速度の高速化にある。

　乳幼児の神経回路はあらゆる感覚情報と記憶に関して可塑性が非常に高く、出生後のさまざまな経験を受けた脳は目覚ましい発達を遂げる。乳幼児期に発達したシナプスは、10歳くらいまでに減少する。この間によく使用されて強化されたシナプスだけが残り、それ以外は余剰のシナプスとして「刈り込み」が行われるのだ。どのシナプスが生き残るかは、個人の経験によると見られている。この刈り込みが終了すると、シナプスは一定の数で落ち着く。

　人は多くの経験を重ねることでシナプスが整理され、脳内の多くの部位が協働して認知ネットワークを形成していく。この高次の認知機能は前頭前野で行われるが、この部位の発達スピードは脳全体の中で最も遅く、20年ほど、すなわち成人になるまでかかる。

◆ 反抗期と思春期

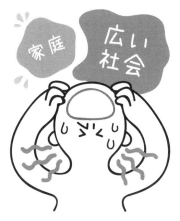

　中学生くらいになると、自分がこれまで生きてきた家庭という狭い社会での価値観と、学校や友人という広い社会での価値観が、異なっていることに気付く。狭い社会での価値観と広い社会での価値観との葛藤が、反抗期となって噴出する。まだ自己が出来上がっておらず、社会的な評価を通じて自己感を肉付けする人間が、思春期の若者である。合理的な判断を司る背外側部の機能が弱いため、洗脳されやすく不合理に反抗しがちなのだ。反抗期のない子どもは、共感性を司る内側前頭前野の発達が早い優しい子といえる。(内側前頭前野が自己という感覚をつくる)。しかし子どもが反抗しないからといって父母が全部決めていると判断力が育たないため、脳を健全に発達させるにはある程度子どもに任せる必要がある。

　共感性や意思決定・社会的な行動を司る脳機能は成熟が遅く、思春期から25歳くらいにかけて完成する。眼窩前頭皮質は思いやりを司る領域だが、この部分が発達していない子どもは、自分本位で思いやりのない行動を取りがちだ。合理的な判断をするためには背外側部の成熟が必要だが、この部分が発達していないと感情や思い付きで突発的に行動しがちになる。大人が損得勘定で意思決定をできるのは、背外側部が成熟しているからだといわれる。上側頭部は社会性の領域で、空気を読んで自らの振る舞いを決める際に重要な役割を果たしている。ここは他人の心を読む時に働く。

◆ 青年期の脳

　前頭葉は、衝動を抑制し危険を察知する領域を担っている。一方扁桃体は、攻撃性や怒りといった原始的衝動との結び付きが深い。前頭葉と扁桃体が適切に結び付き、扁桃体で発生した原始的衝動を、前頭葉が適切に抑制することが、ベターな状態である。

　思春期の脳は後部から前方へ成熟が進み、前頭前野が最後に成熟する。思春期にはリスクを好む側坐核が快感を感じるようになるが、それを抑える前頭前野は 25 歳過ぎに働き始める。思春期に反抗することで、人間力が育つ。

　前頭葉と扁桃体を結び付けているのが、神経細胞の神経線維（鉤状束）である。神経線維は電気信号をスピーディーに伝達させるため、髄鞘という絶縁体のような伝導組織で覆われている。しかし未成熟な脳は髄鞘も未発達なため、神経線維をきちんと覆えていない。このため前頭葉と扁桃体がきちんと結び付かず、前頭葉は扁桃体の情動を抑制できない。加えて 10 代の脳は、扁桃体も未完成である。扁桃体はストレスや脅威に対して敏感だが、未完成な扁桃体はささいな事にも過剰に反応しがち。10 代の脳は、反応が過敏で不安定な扁桃体というアクセルと、髄鞘できちんと覆われていないため利きの悪いブレーキを搭載した自動車のようなものである。

　欲求が満たされた際に快感を与える神経を報酬系と呼ぶが、10 代は成人より報酬系の神経が活発である。このため「認められたい」「褒められたい」という欲求が成人より強く、仲間から褒められたいがために衝動的な行動を取る傾向が高い。青年期になるとこの髄鞘が発達し、自分を抑制できるようになる。

第3章
記憶のメカニズム

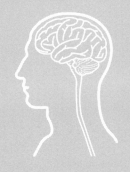

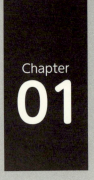

Chapter 01 記憶について知ろう

記憶とは、感覚器から受けた刺激を覚え、脳に保存し、必要に応じて引き出して行動に利用するものである。人にとって記憶は人生そのものであり、「人格は、記憶で構成される」といっても、過言ではない。

◆ 記憶のプロセスと種類

　脳の働きは、物と物とを結び付けて新しい情報を作っていくのが基本だ。脳はさまざまな感覚器からの膨大な情報を処理しており、その中から必要な情報を取捨選択し、整理して、記憶として保存する。覚えるために必要なのが、記憶したい対象を脳に蓄える「記銘」、蓄えた情報を保存する「保持」、蓄えた情報を引き出して利用する「想起」の三つのプロセスであり、どの一つが欠けても記憶として成立しない。そして記銘のステップを、学習という。

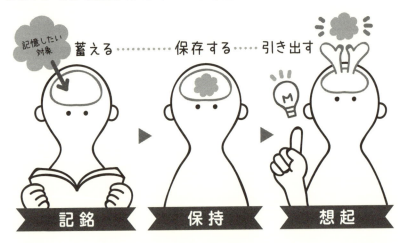

　記銘には、イメージ化と精密化が重要となる。イメージ化とは、言葉の通り、実際に自分で体験したかのようにイメージすることだ。

第 3 章：記憶のメカニズム

リアルな印象に結び付き、記銘につながりやすい。記銘したいもの
と別の情報を結び付け、理解しながら反復する「精密化」を行えば、
より記銘が行いやすくなる。記銘したものはある程度の時間がたて
ば、基本的に忘れてしまう。約 30 分〜 1 時間で記銘した事の半分
以上は忘れてしまい、残りの半分も速度は遅いが時間とともに忘却
される。保持した記憶を呼び出すことを想起というが、想起には手
掛かり情報と記憶がリンクされている必要がある。どちらかが欠け
れば想起ができなくなり、想起ができなくなった状況を忘却という。
記銘した情報を保持し、いつでも想起できるようにするためには、
情報の反復想起が必要である。

　脳は処理した情報を記憶し続けることはできないため、特に意識
していない情報は 1 秒程度で消滅してしまう。例えば「さっき目の
前を通った女性は、何色の服を着ていただろう？」と尋ねられても、
正確に答えることは難しい。これが、記憶の消滅である。

　認知心理学によると、人間の記憶には「感覚記憶」「短期記憶」「長
期記憶」の 3 種類があるとされる。感覚記憶とは、非常に短期間の
記憶のこと。視界に入っていれば特に注視していなくても、1 秒程
度なら脳内に記憶される。短期記憶は感覚記憶より記憶時間が長く、
数十秒程度であれば覚えておくことができる。しかし記憶容量は少
なく、心理学者のジョージ・ミラーは「短期記憶の容量は 5 〜 7 個」
と述べている。長期記憶はその名前の通り、脳内に長く残る。記憶
時間は非常に長く容量も多い。幼いころの思い出を鮮明に思い出す
のは、長期記憶によるものである。

　一方、多少注意を向けた事象は、短期記憶として保存される。短
期記憶は、脳がほんのわずかな間、ごく少量の記憶を留めること。

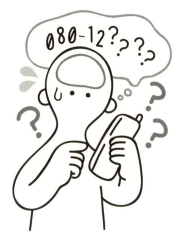

大脳辺縁系の内部にある「海馬」という場所に記憶され、数秒から数分間、記憶として保持される。知らない番号に電話をかける際、電話番号をプッシュするまでは「住所録から読み取った番号」を覚えることができる。しかしその番号を1時間後に尋ねられても、覚えていないだろう。短期記憶に保存できる記憶量には限りがあるため、すぐに忘れてしまうのだ。

　短期記憶と異なり、数日から一生に渡って覚えている記憶のことを「長期記憶」という。海馬から側頭葉に情報が送られ、大脳皮質に保存された記憶のことで、いつでもすぐに思い出せるのが特徴だ。印象が強烈なものや、感情や報酬を伴うもの、注意が集中しているもの、反復性の強いものは、長期記憶に移行しやすい傾向がある。長期記憶は古ければ古いほど忘れにくく、比較的新しいものは損なわれやすい。短期記憶内の情報を反復想起すると、短期記憶の情報が長期記憶のネットワークに組み込まれ、長期記憶に転送される可能性が高まる。

　長期記憶の種類を、もう少し詳しく説明しよう。記憶には、体験や学習によって習得する陳述記憶（宣言的記憶）と、無意識のうちに覚えている非陳述記憶（非宣言的記憶）がある。

　陳述記憶は、体験や学習によって習得する「エピソード記憶」と、言葉の意味を理解する「意味記憶」に分類される。エピソード記憶は別名「出来事記憶」とも呼ばれ、一部の情報から全体の記憶を想

第 3 章：記憶のメカニズム

起できるのが特徴だ。例えば赤い自転車を見て、「小さいころ自転車を買ってもらい、公園で父親と一緒に練習をした」というエピソードを思い出すなど、わずかな手掛かりを見聞きすれば、体験全体を思い出すことができる。一般的に「思い出」や「記憶」と呼ばれるのはエピソード記憶であることが多い。「意味記憶」は、文字通り、言葉や言葉の意味についての記憶である。エピソード記憶と深く結び付いており、「自転車の練習をした」というエピソード記憶は、自転車とは何かを理解する「意味記憶」を利用して、想起されている。

　非陳述記憶は、先入観が後の行動に影響を与える「プライミング記憶」と、体を動かすことによって覚えた「手続き記憶」に分類される。プライミング記憶は日本語では初回刺激といい、直前まで取っていた行動や無意識の思い込みが、次の行動に影響を与えることをいう。ピザと10回言わせた後に肘を指さして「ここは？」と尋ねるゲームは、ピザという直前まで口に出していた言葉によって、肘を膝と答えてしまう「プライミング記憶」を利用したものだ。ポケットから定期入れを出したり、コーヒーを飲んだりするとき、

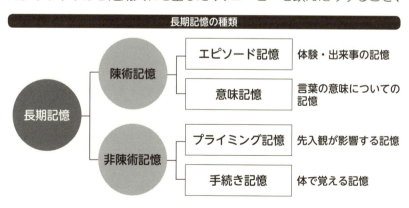

長期記憶の種類

- 陳述記憶
  - エピソード記憶　体験・出来事の記憶
  - 意味記憶　言葉の意味についての記憶
- 非陳述記憶
  - プライミング記憶　先入観が影響する記憶
  - 手続き記憶　体で覚える記憶

59

方法や手順を意識したことがあるだろうか。おそらく多くの人は、無意識のうちに行動していることと思う。これは、「手続き記憶」によるものだ。手続き記憶はいわゆる「体で覚えた」記憶のこと。頭で考えなくても体が自然と動くのは、手続き記憶を利用しているからである。

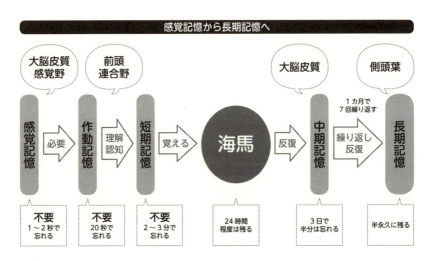

　記憶の中でも特に重要な陳述記憶の想起には、大脳皮質が深く関与しており、短期記憶の影響を受けやすいプライミング記憶は海馬とのかかわりが強い。手続き記憶は小脳で処理されており、特に運動能力に関する手続き記憶は、小脳と深くかかわっている。大脳皮質に保持された記憶は、どうやって想起されているのだろう。エピソード記憶の想起に海馬がかかわっているのではないか、また、大脳皮質に保存されるまでの段階で想起しやすい神経回路が作られるのではないかといわれているが、はっきりとは分かっていない。

第 3 章：記憶のメカニズム

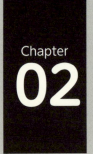

Chapter 02 海馬について知ろう

大脳辺縁系の中には「海馬」があり、ちょっとした情報はこの海馬に一時的に保存される。海馬に保存された「新しい一次的な記憶」の中から、重要なものが「忘れてはいけない大切な記憶」として大脳皮質に保存される。

◆ 記憶と海馬

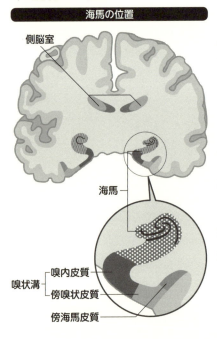

海馬の位置

側脳室
海馬
嗅状溝 — 嗅内皮質
　　　　傍嗅状皮質
　　　　傍海馬皮質

脳の記憶はコンピューターに比べると非常に大ざっぱで曖昧であり、形成されるまでに失敗と繰り返しが必要となる。しかしこの曖昧さが、生命維持にとって重要となる。この記憶を司っているのが、海馬である。海馬は、側脳室下角底部に隆起する大脳皮質で、両側合わせた全体像がギリシャ神話の海神が乗る海馬の前脚に似ていることから命名された。側頭葉の両側に一対ずつあり、タツノオトシゴのような形をしている。海馬体は歯状回、海馬、海馬台からなり、前海馬台・傍海馬台からなる海馬後部皮質がある。私たちは通常、歯状回と海馬の部分を「海馬」と呼んでいる。ここではまず歯状回と海馬について説明しよう。

海馬体を縦切りにすると、歯状回の顆粒細胞層と海馬の錐体細胞が層になっている様子を見ることができる。顆粒細胞層はU字型で、

第 3 章：記憶のメカニズム

比較的大型の細胞である顆粒細胞が密集している。歯状回は分子層・顆粒細胞層・多形細胞層の 3 層構造で、中でも最も重要な役割を果たしているのが、顆粒細胞層である。顆粒細胞層にある興奮性の顆粒細胞は樹状突起を垂直に

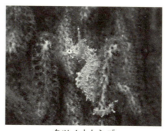
タツノオトシゴ

伸ばし、数種類の細胞からのシナプス入力を受けている。顆粒細胞の軸索である苔状線維は海馬の透明層に伸び、同様にシナプス入力を受ける。

　海馬は網状分子層、放線層、透明層、錐体細胞層、上昇層に分かれており、最も重要なのが錐体細胞層に集積している錐体細胞である。錐体細胞は細胞の形と大きさから CA1、CA2、CA3 に分類され、CA1 は放線層、CA2 は錐体細胞層、CA3 は透明層に集まっている。3 種類の錐体細胞は錐体細胞層を挟んで左右に突起を伸ばしてお

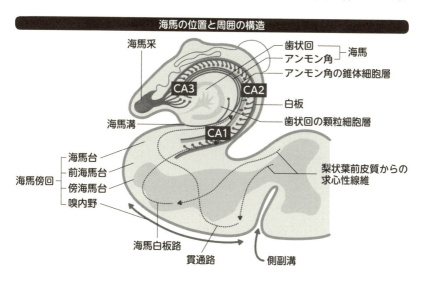
海馬の位置と周囲の構造

り、CA3のみが歯状回（苔状線維）からのシナプス入力を受け取っている。

　海馬との関連では、記憶にかかわる神経回路「パペッツ回路」と、感情にかかわる神経回路「ヤコブレフ回路」が想定されている。ヤコブレフ回路については第5章で触れるので、ここではパペッツ回路について説明しよう。

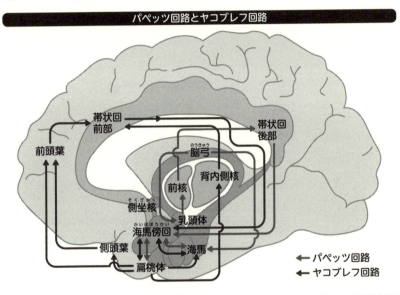

パペッツ回路とヤコブレフ回路

　大脳皮質のさまざまな知覚情報は、嗅内皮質を経由して顆粒細胞層の顆粒細胞樹状突起に入力される。次にその情報は顆粒細胞の軸索から苔状線維によってアンモン角の錐体細胞に伝えられる。そして錐体細胞層の情報は、最終的には再び大脳新皮質に送られる。この他、錐体細胞の出力は海馬采から脳弓を経て、大脳辺縁系のさまざまな部位に送られると考えられている。

　海馬は短期記憶のみに関係していると思われがちだが、陳述記

第 3 章：記憶のメカニズム

憶の想起にもかかわっている。一つの記憶をきっかけに別のこと
を思い出すという連想性の想起を連想記憶というが、これは海馬
の錐体細胞 CA3 から出た軸索が別の錐体細胞に戻ることによっ
て実現する。また長期記憶には、ホストシナプス（受容体が配置
されている樹状突起側のシナプス）側の NMDA 型グルタミン酸
受容体と、それに伴う細胞内 $Ca2^+$ の調節分子が深くかかわると
される。海馬には長期記憶の想起にかかわるとされるグルタミン
酸の受容体が豊富にあり、短期記憶が長期記憶に移行するための
回路形成にもかかわっている。短期記憶が長期記憶に移行するこ
とを「記憶の固定」といい、海馬が整理された記憶を側頭葉など
の大脳皮質に固定されると考えられる。

　海馬は新しい記憶を一時的に保持する、短期記憶との関係が深
い部位である。

　海馬と記憶にまつわる興味深い事例を紹介しよう。重症のてん
かん発作に悩まされる 18 歳の患者が、てんかん発作の原因となっ
ていた海馬を摘出する手術を受けた。これによりてんかんの症状
は改善されたのだが、「朝食に何を食べたか思い出せない、朝食を
食べたかどうか思い出せない」という、重度の記憶障害を発生さ
せた。加えて子どものころの記憶や自分の名前といった古い記憶
は思い出せるのだが、17 歳から手術を受けるまでの 1 年間に起き
たことは、ほとんど忘れていた。障害が出たのは記憶のみで、知
的障害や運動障害は発生していない。この事例により、海馬は短
期記憶を司る器官で、長期記憶は別の場所で管理されていること
が判明した。

◆ シナプス可塑性

　記憶をニューロン細胞間の関係の変化として捉えるなら、神経細胞間の連絡を行う場所であるシナプスが、記憶を規定する最小単位になるだろう。シナプスとはニューロン同士のコミュニケーションの場であり、脳内の情報処理の基本単位である。シナプスにおける情報伝達の効率は必ずしも一定ではなく、むしろ神経の活動履歴に依存して、正・負どちらの方向にも長期的に変化することが知られている。シナプスに変化が起き、ある程度維持されることをシナプスの可塑性という。

　可塑性という言葉に聞き覚えがない人も多いだろう。一般的になじみがないため、ここで「可塑性」という言葉やその成り立ちについて、例を交えながら詳しく説明しておこう。

　私が可塑性という言葉を神経科学以外の場で聞いたのは、骨董品などを鑑定するテレビ番組だ。専門家が陶磁器について説明する際、「この磁器は可塑性が少ない」と述べた。

　陶磁器の可塑性について調べると「陶器の素地は有機物を含む土からできており、磁器の素地は陶石を砕いたものや有機物の少ないものからできている。粘土は水を加えると粘り気が増し、指で曲げれば指を離してもそのままの形に留まる。この『柔らかい』＋『その形を保つこと』を、可塑性があると表現する。一般的に陶器の素地は可塑性が高く、磁器の素地は可塑性が低い」とあった。

　要するに、可塑性が高いとは「素材が柔らかく、形を変えても形が損なわれないもの」といえる。英語では可塑性をプラスチックに例え、「プラスチック素材のように弾力がある」という意味でPlasticityと呼ぶ。プラスチックというと硬いものを想像しがちだ

第3章：記憶のメカニズム

が、素材の「エポキシパテ」の硬化前の硬さは乾き始めた油粘土ほどだ。

「ニューロンの可塑性」による変化は、ニューロン間の伝達効率の変化であり、記憶そのものではない。シナプスの可塑性には海馬錐体細胞CA1に見られる「長期増強（LTP）」と、小脳プルキンエ細胞に見られる「長期抑制（LTD）」がある。

◆ 長期増強（LTP）

長期増強とは、一過性の刺激によってシナプスの伝導率が、数時間から数日間に渡って持続的に上がる現象である。海馬の錐体細胞CA1に強い刺激が加わると、シナプスの伝達速度が加速して伝達量が増大。刺激に対する反応が強まることで、シナプス同士のつながりが強くなる。神経回路のシナプス後細胞に刺激が収束し、そのニューロンが信号を入力した時だけ、シナプス後細胞との結合が増強する仕組みだ。神経伝達物質が増加したり、シナプスの構造が変わったりすることもあるが、受容体そのものが増えることで結合が強化されるケースが最も多い。

長期増強が起こる際、シナプスでは何が起こっているのだろう。海馬が放出する神経伝達物質はグルタミン酸なので、海馬にはグルタミン酸の受容体が数多く存在する。その受容体の中に「神経伝達物質としてグルタミン酸が放出され、なおかつグルタミン酸受容体が興奮しているときのみ活動する」という少し変わった受容体がある。この受容体は活動する際、神経伝達物質としてカルシウムイオンを放出する。このカルシウムイオンによって、グルタミン酸がリン酸に変化。このリン酸がシナプス受容体を変化させ、シナプスの

伝導効率が持続的に増加して記憶の生成を増強させると考えられている。

記憶は可塑性を有する回路を含む神経ネットワークを介して制御される、個体の行動変化であるといえる。

視覚情報は後頭葉に、言語情報は側頭葉にといった具合に、海馬からの記憶情報は大脳新皮質のそれぞれの領野に送られて長期保存される。ここでは一時的な長期増強だけでなく、シナプスの数や面積を増やして長期間安定した回路を作っているらしい。

◆ 長期抑制（LTD）

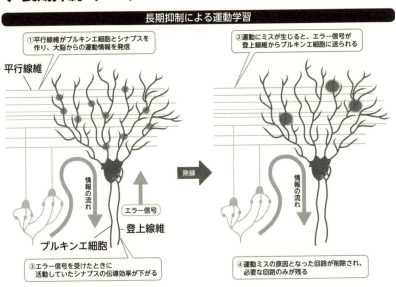

一方「技の記憶」の仕組みを支えているのが、「長期抑制（LTD）」という小脳におけるシナプス可塑性の現象だ。小脳皮質にはプルキンエ細胞という大きな出力細胞があり、全く性格の違うシナプスが

第 3 章：記憶のメカニズム

2 種類付いている。一つは「平行線維」がくっついている興奮性の
シナプスで、もう一つは「登上線維」がくっついているより強力な
興奮性シナプス。平行線維がくっついているシナプスはプルキンエ
細胞に 8 万個くっついているが、登上線維がくっついているシナプ
スは 1 個しかくっついていない。登上線維からくる信号と、平行線
維からくる信号が重なると、後者の信号はストップ。登上線維から
の信号だけが通り、登上線維の信号と衝突する平行線維の信号は、
次第に通らなくなっていくのだ。これが「長期抑制」という現象で
ある。ピアノの練習で間違って指を動かすと、登上線維から「間違っ
たぞ」という信号が送られる。するとその時、働いていた平行線維
とプルキンエ細胞との間の連絡が切られる。こうして、間違った配
線が切られ、正しい配線が残るという繰り返しの中で、正しい配線
だけのネットワークが作られていく。正しい配線だけのネットワー
クが構築される段階までくると、ピアノの腕は上達しているという
ことになる。

　大脳の海馬による記憶が「書き込み式」だとすると、小脳の記憶
は「消去式」だ。小脳が運動を覚えるとき、無駄な運動を導くシナ
プスが回路から消去され、残ったシナプスが精度の高い運動を実現
する。このように不要な回路が無効になる現象が長期抑制であり、
小脳の記憶学習における重要なメカニズムとなっている。

　トレーニングにより特別な能力を持った人の脳と、普通の人の脳
は、どう違うのだろうか。ここで、ロンドンのタクシー運転手の例
を紹介しよう。

　ロンドンの主要道路は、どれも複雑に入り組んでいる。日本のよ
うに幹線道路が碁盤の目のように並んでいるわけではなく、お互い

69

奇妙な角度でぶつかり合い、一方通行や行き止まりの道も多い。こうした事情から「ロンドンでタクシー運転手になるのは、世界一難しい」といわれてきた。実際ロンドンのタクシー運転手は、市内320個の最適ルートと、中心部から半径6マイル以内の中核エリアの詳細地図を、全て覚えている。ロンドン大学の神経科学者であるマグアイアー氏は、MRI画像を使い「ロンドンのタクシー運転手の脳」と「車の運転をする50代の人の脳」を比べる実験を行った。この結果、タクシー運転手はそうでない人のものより歯状回顆粒細胞層の顆粒細胞が増加し、歯状回が大きくなっていることが分かったのである。30年のキャリアを持つ運転手の脳は海馬量で3%、神経細胞の数に換算すれば20%増強していた。脳の細胞は新陳代謝を繰り返す皮膚細胞などとは異なり、一度生成されたら増加せず死滅するだけだと考えられてきたが、トレーニングに反応して成長することが分かったのである。

　しかし鍛えることによって増加するのは、歯状回の顆粒細胞だけである。顆粒細胞は死滅するスピードが速く、3〜4カ月で全部入れ替わってしまう。死滅するスピードの方が速ければ顆粒細胞は減少する一方なので、記憶力を増強させるためにはそれを上回る速さで顆粒細胞を増加させる必要がある。

第4章
眠りの
メカニズム

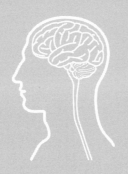

Chapter 01 睡眠について知ろう

睡眠とは、周期的に意識を喪失することを繰り返す、生理的な状態のこと。体の動きの停止・外的刺激に対する反応の低下・意識の喪失などの特徴があるが、簡単に目覚める状況のことである。

◆ 睡眠の役割と眠りのサイクル

人間の睡眠時間は、平均約8時間である。1日の1/3、つまり人生の1/3は眠っているという計算だ。なぜこんなに長時間、眠る必要があるのだろう。その理由は、人間の脳にある。人間の脳は非常に高い機能を持っており、昼間はその機能をフル活用して生活している。筋肉と違い、使ったからといって直接疲れを感じるわけではないが、脳にも疲労が蓄積するのだ。睡眠には、「脳のオーバーヒートを防ぎ、脳を休息させる」「体と脳の両方を休息させる」「心身の活動エネルギーを保持する」という三つの役割があると考えられている。起きている間に疲労が蓄積すると、脳を覚醒させる中枢神経が抑制されて眠気がくる（睡眠欲求）。一定時間の睡眠を取ると、今度は体内時計から覚醒力が発信される。覚醒力が増大して睡眠欲求より強くなると、目が覚める（覚醒する）のが睡眠のサイクルだ。それでは、睡眠について、もう少し詳しく説明しよう。

睡眠の検査は、脳波・眼球運動・筋電図などを記録しながら、睡眠の深度を計測する。睡眠には、速い目の動きを伴う浅い眠りの「レム睡眠（英語でrapid eye movement sleepといい、その頭文字をとってREM〈レム〉睡眠という）」と、目がほとんど動かない深い眠りの「ノンレム睡眠」の2種類がある。睡眠は脳波を計測することによって、複数のステージに分類できる。まずデルタ（δ）波・シー

第 4 章：眠りのメカニズム

タ（θ）波など、特定の周波数レンジの脳波の強度を調べることで、レム睡眠とノンレム睡眠に分類される。ノンレム睡眠は 1 〜 4 段階に分けられ、番号が大きくなるにつれて眠りが深くなる。脳波にデルタ（δ）波というかなり遅い波が増えることから、「徐波睡眠」とも呼ばれる。

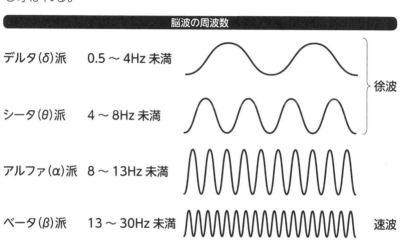

一般的に覚醒と睡眠は一定のサイクルがあり、覚醒に続く最初の睡眠は、ノンレム睡眠である。眠るまでの流れを見てみよう。まず訪れるのは、浅いレム睡眠だ。睡眠深度は非常に浅くウトウトしている状態だが、脳波から 10Hz の周波数を中心に分布するアルファ（α）波が減り始める。これが睡眠深度のステージ 1。授業中に「自分では我慢して起きているつもりだが、周囲から見ると寝ているのが分かる」といった状態だ。

レム睡眠は、体は休んでいるが脳は動いている状態。眠りとしては非常に浅く、筋肉は弛緩して動かないが脳波は覚醒時とほぼ同じレベルで活発に動いている。「意識はあるのに体が動かない」とい

う金縛りは、レム睡眠時特有のものだ。ちなみに夢を見るのは主としてレム睡眠の時であり、レム睡眠の時にちょっとした変化で目を覚ますことが多い。もう少し眠りが深くなると、ノンレム睡眠の1〜2段階へ突入。この状態になると、12〜14Hzの周波数領域の紡錘波が現れ始める。これが睡眠深度のステージ2。ここまでくると、完全に寝ている。目覚める前の明け方になるとノンレム睡眠の徐波が少しずつ減少し、眼球が素早く動くようになり、ノンレム睡眠からレム睡眠に移行する。1回のレム睡眠は数分〜10分程度だが、明け方になるほど、その時間が長くなる。ノンレム睡眠は、脳も体も休んでいる状態。脳の活動が少なくなっているため、脳波の波は遅くなる。脳の活動が少なければ少ないほど脳波の波は遅くなり、脳死になった場合は脳波が活動を停止し、フラットな平坦波となる。ノンレム睡眠中は脳の活動が低下するため交感神経も休息し、心拍数と呼吸数が減少して血圧も下がる。ノンレム睡眠2段階以上の睡眠をある程度持続することが、質が良くリフレッシュ感のある睡眠につながる。

	ノンレム睡眠	レム睡眠
睡眠の深さ	深い	浅い
脳波	徐波になっていく	覚醒に近い速い波
眼球運動	上転したまま	急速に動く
筋肉の緊張	なし	なし
呼吸・心拍・血圧	低下	乱れている

　その後は周波数が遅いシータ（θ）波（4〜8Hz）とデルタ（δ）派（4Hz以下）が増えてくる。これらの出現割合で、睡眠深度ステージ3と4に分けられる。シータ（θ）波の出現割合が多ければ、ノ

ンレム睡眠ステージ3、デルタ（δ）波が多ければノンレム睡眠ステージ4となる。入眠からノンレム睡眠ステージ4までは約40〜70分かかるが、一番深い睡眠に入った状態で起こされるのが一番辛いとされている。

　ここまでが徐波（周波数の少ない遅い波）睡眠といわれる。徐波になるというのは、一般的に脳の活動が少なくなっている状態であり、脳を休ませている時期だと考えられる。この後、徐波は急に減少し、眼球が素早く動くようになる。もちろん無意識に起きている現象だ。夜間の前半はノンレム睡眠が、明け方はレム睡眠が多くなる。睡眠中は90〜120分間隔で、レム睡眠とノンレム睡眠が交互に訪れる。7時間睡眠の場合は、このサイクルを4セット繰り返す。この4回の睡眠サイクルは均等ではなく、それぞれ眠りの深さが異なる。1回目のサイクルではノンレム睡眠ステージ4まで到達するが、2回目以降はステージ3までしか到達しない。ノンレム睡眠の深度が徐々に浅くなってレム睡眠の時間が少しずつ長くなり、覚醒するという流れだ。

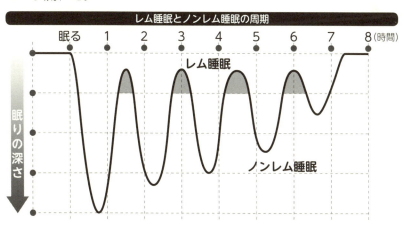

Chapter 02 体内リズムと眠りの質

私たちは無意識のうちに、体内リズムに従って生活している。朝目が覚めるのも、夜眠くなるのも、体内リズムによるものだ。体温の上がり下がりや眠りの質も、この体内リズムと結び付いている。

◆ 眠りと体内リズム

朝になれば自然と目が覚め、昼がくればなんとなく空腹になり、夜になると徐々に眠くなる。おそらくほとんどの人が、無意識のうちに「自分の生活リズム」を持って生活していることだろう。この生活リズム（体内時計）も、脳と深くかかわっている。体内時計をコントロールしているのは24時間11分周期で変動する「概日リズム（サーカディアンリズム）」という生理現象だ。一定の時間がくると眠くなり、一定以上眠ると目が覚めるという睡眠と覚醒のサイクルは、この概日リズムによって繰り返されている。概日リズムの中枢は、視床下部の視交叉上核に存在する。視交叉上核は1日周期の強力なリズムを持っており、リズムの指令は視床下部の後方にある松果体にも伝えられる。松果体という名は、形が松ぼっくりに似ていることに由来する。また松果体は、メラトニンを分泌する。メラトニンは血液を通して時

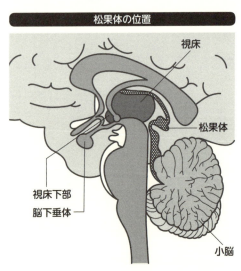

松果体の位置

第4章：眠りのメカニズム

刻情報を他の組織に伝達し、睡眠誘導などの眠りをコントロールするのだ。

もともと人間の概日リズムは25時間だが、私たちは1日24時間の世界で生きている。2017年のノーベル生理学・医学賞は、「概日リズムを制御する分子メカニズムの発見」が受賞した。ハエの行動リズムに変化を起こす遺伝子「ピリオド」の発見により、概日リズム遺伝子の仕組みが解明されたのである。ピリオドによって作られるタンパク質は、夜は増え、昼には分解される。生体内でタンパク質を増減させることで、約24時間の周期リズムを刻んでいると分かった。また遺伝子が特定されたことで、体内のあらゆる細胞の中に「時計」があることが判明。「ピリオド」は人間にも見つかり、生体のリズムの乱れは睡眠障害などにもかかわっていることが知られるようになってきた。

この1時間のズレは、視交叉上核が朝日を感知し、松果体が概日リズムをリセットすることによって修正している。この概日リズム以外にも、体内にはさまざまなリズム（周期）が存在する。

【いろいろな体内リズム】
神経リズム／0.01～10秒
心臓リズム／1秒
細胞分裂周期／10分～24時間
ホルモン分泌リズム／10分～数時間
概日リズム／24時間
卵巣リズム／28日

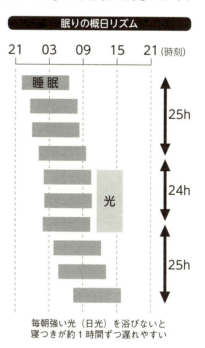

眠りの概日リズム

毎朝強い光（日光）を浴びないと
寝つきが約1時間ずつ遅れやすい

77

昼食後に眠気を感じるのも、概日リズムといえるかもしれない。昼食後の5時間目の授業で居眠りをしてしまった、午後一番の会議で眠気を耐えるのが辛いなど、経験がある人も多いのではないだろうか。脳は13時ごろになると、いったん動きが鈍くなる。加えて食事の後には睡眠を促すセロトニンの分泌量が一時的に増加するため、どうしても眠くなりやすいのだ。大人が昼寝をすることに対してマイナスイメージもあろうが、眠くなりやすい時間帯に無理をして起きているより、短時間の昼寝をして脳をリラックスさせる方が効率的である。スペインやイタリア、南フランスでは、昼食後2時間程度昼寝をする「シエスタ」という文化が定着しており、日本でも徐々に、昼食後の仮眠（昼寝）の重要性が見直されつつある。

　人間は体に刻まれている内因性リズムと、外的刺激による外因性リズムを受けて、生活リズムを刻んでいる。しかし長距離を非常に短時間で移動すると、内因性リズムと外因性リズムにズレが生じる。このリズムのズレを修正するまでの期間に身体に発生する不調が、時差ぼけの正体である。正確には時差症候群といい、数時間以上の時差がある地域へ、飛行機などで短時間移動した際に発生することで知られている。概日リズムは24時間より長いリズムに対応しやすい傾向があるため、1日が短くなる西から東への移動より、1日が長くなる東から西への移動の方が20％程度時差ぼけの解消速度が速い。若くて体力のある人の方が、時差ぼけが解消するまでの時間が短い傾向もある。

◆ 体温リズムと眠りの関係
　ホルモン分泌や睡眠にリズムがあることは先ほど説明したが、体

の内部の温度（深部体温）や血圧も、概日リズムによってコントロールされている。深部体温は早朝から18時ごろにかけて徐々に上がり、そこから深夜に向けて徐々に下がるという1日周期のリズムを持つ。

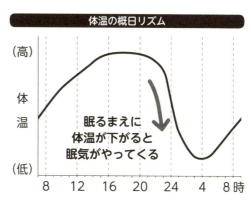

　深部体温は眠りが一番深くなる深夜1〜2時ごろが一番低く、レム睡眠の時間が少しずつ長くなる明け方になると上昇して目覚めやすくし、覚醒後は急激に上昇して活動しやすくするという流れだ。血圧リズムもほぼ同様の変化をしており、目覚めと同時に急上昇して午前中は高い値をキープ。午後から深夜に向けて徐々に下降する。
　この体温と血圧の変化はホルモン分泌リズムとも呼応しており、

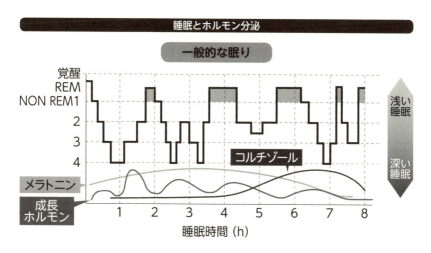

体温が上昇し始める明け方になると、睡眠ホルモンであるメラトニンの分泌が減少して、覚醒ホルモン（ストレスホルモン）であるコルチゾールの分泌が増加。これにより脳を覚醒させる中枢神経の動きが活発になり、脳の覚醒を促している。「夜型なので、朝に弱い」という言葉を、耳にしたことがあるだろうか。夜遅くまで起きているので、寝不足なのだろうと思う人もいるだろう。しかし夜型の人が朝スッキリしないのは、体温の上昇リズムのズレが原因である。体温は入眠後に下がるため、就寝時間が遅くなるとそれだけ深部体温が下がる時刻も遅くなる。体温が一番低くなる時間帯が明け方になってしまうと、朝（起床時間）になっても深部体温がなかなか上昇せず、覚醒しにくくなる。

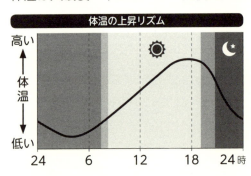

　なぜ眠っているときは、体温が下がるのだろう。脳が活発に動いているということは、血流が脳に集まり、脳の温度が上がっているということ。温度が高いままだと脳がオーバーヒートしてしまうので、熟睡中は脳の温度を下げて疲労を回復させているのだ。眠りやすさと体温の関係を調べたところ、深部体温が低く表面体温（皮膚の温度）が高いほど、眠りやすいことが分かった。皮膚から熱を発散させて体の内部の温度を下げることで、眠りを引き起こしやすくしているのだ。赤ちゃんは眠くなると手が温かくなるが、これは体が深部体温を下げるための準備をしているからである。

　深部体温が高いままだと、ノンレム睡眠が減少し、中途覚醒の回

数が増える。睡眠の質を良くするためには、40度前後のぬるめの風呂や軽い運動で血行を良くし、深部体温を低下させると良い。

◆ 快適で良質な眠りを得るために

　睡眠の目安は「長さ」「質（深さ）」「分断の程度（夜中に何回目が覚めたか）」で決まり、これらが総合的に朝の目覚めの充実感に影響を及ぼす。人に必要な睡眠時間は7〜8時間で、慢性的な不眠症はうつ病など精神疾患のリスクを高める。不眠症のタイプは大きく分けて、寝付きが悪い「入眠障害」、途中で目が覚める「中途覚醒」、予定より早く目が覚める「早期覚醒」、深く眠れない「熟眠障害」の4種類がある。若者には入眠障害が多く、高齢者には中途覚醒と早期覚醒が多い傾向がある。この差は、概日リズムが成長と老化の影響を強く受けることによって生じる。

　新生児の睡眠リズムは短時間で、小児期は頻繁な昼寝を繰り返す多層性睡眠パターンをとり、学童期以降は1日1回夜だけ眠る単層性睡眠パターンに移行する。老化すると概日リズムのメリハリが小さくなり、リズムが前方に移行するため昼間眠くなりやすく、入眠時刻と覚醒時刻が早くなり、夜間睡眠が分断されやすくなるのだ。

　短期間の不眠症であれば問題ないが、慢性的な不眠症はうつ病など精神疾患のリスクを高める。不眠症の人がうつ病を発症する率は、不眠症でない人の2倍以上という調査結果もある。質の良い眠りは、脳にも心身の健康のためにも重要だ。

　下垂体は、睡眠中に2〜3時間間隔で成長ホルモンを分泌する。時間になれば睡眠中でなくても分泌はされるが、分泌量は睡眠中の方が多くなる。子どもの成長や記憶の再構成、創傷治療や肌の新陳

代謝なども睡眠時に促進されるので、睡眠不足は身体能力や学業成績にも多大な影響を及ぼすといわれている。「寝る子は育つ」といわれるのは一理ある。まだ不明な部分も多いが、睡眠には免疫力の向上やストレス除去などの働きもあると考えられている。

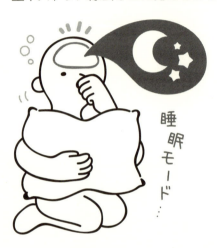

質の良い睡眠を得るためには、適度に暗い環境が必要である。この「睡眠時の明るさ」も、脳と深い関係がある。夜になると脳は、睡眠を促すメラトニンを分泌し、体内リズムを睡眠モードに整える。そして朝になると視交叉上核が朝日を感知し、松果体に刺激を伝達。松果体がメラトニンの分泌を抑制することで、すっきりと目覚めることができる。メラトニンの分泌に深くかかわっているのが、明るさだ。明るさが30ルクス以上になるとメラトニンの分泌量が低下して不眠の原因となり、50ルクス以上になると睡眠が浅くなり眠気が取れにくくなる。深く眠るためには、寝室を暗くする必要があるのだ。しかし暗ければ暗いほどよいわけではない。真っ暗だと不安が募って睡眠を妨げてしまうので、目を開けたとき周囲の状況がぼんやりと分かる程度の暗さが適切だ。睡眠満足度が最も高いのは、入床時の照度が0.3ルクスの場合である。明るさの目安だが、月明かりが1ルクス、ろうそくの炎が10ルクス、街灯が50〜100ルクスとなっている。眠るのに時間がかかる人や、眠っているはずなのに疲れが取れない

第 4 章：眠りのメカニズム

人は、「月明かりより少し暗め」を目安に、寝室の光を調整してみて
はどうだろうか。

　睡眠時間は、長ければ良いというものではない。毎日 8 時間の睡
眠を取っている夫婦と、毎日の睡眠時間が 6 時間半の夫婦を被験者
として、睡眠時間を徐々に短縮する実験を行ったところ、睡眠時間
は 4 時間半〜 5 時間までであれば減らしても問題ないという結果が
でた。同時に眠りの質がどう変化したかを分析すると、睡眠時間が
短縮するにつれてノンレム睡眠（深い眠り）の時間が増え、レム睡
眠（浅い眠り）の時間が減っていた。いたずらに長い睡眠を取ると
浅い眠りが増えるだけで、眠りの質が良くなるわけではない。深い
眠りをどう継続させるかが、睡眠の質を良くするポイントである。

◆ 睡眠と記憶

　近年「記憶は睡眠時に固定される。だから質の良い睡眠を取らね
ばならない」といわれている。脳はレム睡眠の間に記憶や感情を整
理し、ノンレム睡眠の間に記憶を固定化しているという説がある。
睡眠と記憶の固定化に注目が集まったのは今から 10 年ほど前のこ
とだが、ノンレム睡眠中の徐波や紡錘波が記憶の固定化に関与して
おり、22 〜翌 2 時の間は特に記憶が固定化されやすいとされた。
紡錘波そのものの意義はいまだ解明されておらず、これだけで記憶
と睡眠の関係を結論付けるのは慎重であるべきとされている。脳波
を基にした現行の睡眠分類だけではまだ難しいが、いずれ睡眠のど
の要素がどのように記憶の固定化に影響を及ぼすのか、分子メカニ
ズムを中心に解明されることが期待されている。

　しかし、睡眠と記憶が深くかかわっていることは、すでに判明し

ている。レム睡眠と記憶の関係を調べるため、「レム睡眠を中断しない群（レム断眠なし）」「レム睡眠を50％中断した群（50％レム断眠）」「レム睡眠を取らせない群（100％レム断眠）」に分けて記憶力のテストを行ったところ、レム睡眠を取らせない程度に応じて記憶が悪化することが分かった。レム睡眠を中断しない群と、レム睡眠を取らせない群を比較すると、前者の記憶力は倍以上良くなっている。また成績評価の高い生徒と低い生徒を比較した場合、成績評価の高い生徒は就寝時間が早く睡眠時間の平均が7時間半程度なのに対し、成績評価の低い生徒は就寝時間が遅く睡眠時間が短かった。学習効果を上げるには、レム睡眠を確保することが必要だということになる。

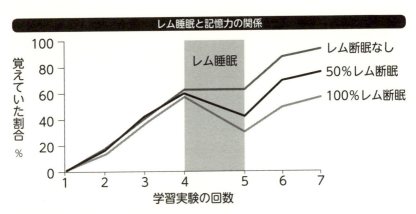

　睡眠は人間の三大本能とされているなど、なくてはならないものだ。寝ないと、人間は死んでしまう。睡眠の最大の役割は、脳と身体の休息にあることは間違いない。しかし睡眠中の記憶の定義、つまり短期記憶から長期記憶に変える作業を行っていると結論付けるのは極論ではないだろうか。覚醒中でも長期記憶に変える作業は行

第 4 章：眠りのメカニズム

われているからである。また睡眠中に、ましてや深い睡眠の時だけに記憶の整理が行われていると結論付けるだけの研究結果は出ていないと思われる。

　睡眠中は筋肉が弛緩しており、外部からの感覚は遮断に近い状態にある。しかし大脳皮質や記憶に関係がある大脳辺縁系は、覚醒時と同じ水準で活動し記憶を整理している。この時、内的・外的な刺激を受けると、脳はその刺激に合わせて記憶貯蔵庫の中から過去の記憶映像を再生し、記憶映像に合致するストーリーを構成する。これが、夢である。「夢から覚めれば朝だった」という記憶を持つ人も多いと思うが、これは明け方近くの方が眠りの浅いレム睡眠の時間が長いからである。夢の内容はさまざまで、現実世界では実現不可能なことが起こることもあるし、本人の願望に近いストーリーが再現されることや、悪夢を見ることもある。悪夢の原因は、心的外傷後ストレス障害（PTSD）や、パーキンソン病・高血圧・うつ病の治療薬・睡眠薬の服用などもあげられるが、過度のストレス状態のときは、悪夢を見る傾向が高くなる。時々悪夢を見る程度であれば問題ないが、頻度が高く何度も続くようであれば、睡眠障害も疑うべきだろう。

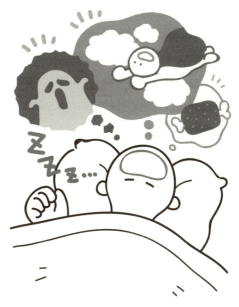

第5章
心と感情の
メカニズム

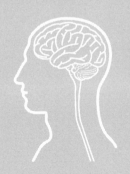

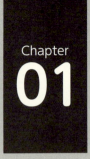

感情と情動について知ろう

感情には喜怒哀楽があり、一時的で急激な感情の動きを情動と呼ぶ。情動がなくては、行動の予測や目標設定、意思決定や目標の正しい実践ができない。この情動に作用するニューロンや神経回路について説明する。

◆ 情動と人間らしさ

　小中高生による凄惨ないじめや、急にキレる若者、児童虐待や家庭内暴力による心的外傷後ストレスなど、近年「人間らしさ」の喪失が深刻になっている。現代の社会的環境に適応できず、ストレス性神経症やうつ病となる患者が増加。自閉症や学習障害をはじめとするさまざまな患者の精神と行動障害が、大きな社会問題となっている。

　これらは、まさに脳の仕組みと働きに起因する情動と行動の障害である。情動とは心理学用語で、比較的急速に引き起こされた急激な感情の動きのこと。この「感情の動き」は、適切な振る舞いや行動を取るのに必要不可欠であり、これがなくては自己の振る舞いや行動がどのような結果を招くかなどの予測、目標設定、意思決定、目標の正しい実践ができない。情動異常や衝動的行動は、人間らしい生活を続けるうえで大きな支障をきたし、本人や家族にとっても、大きな負担や苦痛を伴う。長い目で見れば、国や人類社会の健全な発展にとっても、大きな損失である。

◆ 心の場所と情動について

　精神活動の中心になるのは、「心」である。では「心」は、どこにあるのだろう。「胸が張り裂けそうな思い」「緊張して胸がドキド

第5章：心と感情のメカニズム

キする」ということから、「心」は胸、つまり心臓にあると直感的に考えるかもしれない。しかし、これらの心臓の動きは、感覚器が外部からの刺激を受け取り、脳の中を電気信号が駆け巡り、その電気信号とこれまでの記憶に基づいて脳が対処している。このことから「心」は脳にあるといえるだろう。

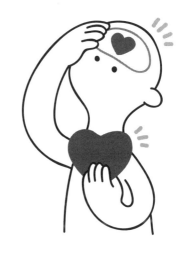

　それでは、「心」とはいったい何だろうか。好き・嫌いという単純な気持ちなのか、未来を考えることなのか、将来に不安を覚えることなのか、明確に形が見えない。結局のところ「心」は、目には見えないが脳にあり、感情を司っているといえるだろう。感情とは、一般的に喜怒哀楽のことを指す。この喜怒哀楽は、本人にしか分からない主観的で複雑な面と、外部から観察できる客観的な面の二つがある。外部から観察できる面とは、見た目で分かるということ。心拍数が上がったり顔の表情が変わったり、行動が変化したりすることで、外部から捉えることができる変化のことを、「情動」と呼んでいる。

　情動（emotion）とは、食欲や性欲など本能的な欲求にかかわる感情のこと。「動くこと」を意味するラテン語の「motion」に、「現在いる状態から外に出ること」を意味する接頭語の「e」がついたもので、行動に結び付く感情という意味を持つ。心拍数の変化やのどの渇きなどの生理的な変化を伴う、喜び・笑い・悲しみ・恐怖・

不安など、比較的急速に引き起こされる激しい気持ちの動きを表す心理的用語で、これまで学んだ感覚情報をきっかけに引き起こされる。

　情動が生まれる神経回路には、大脳辺縁系（limbic system）と前頭葉が関与している。大脳辺縁系は脳幹の回りに存在し、大脳皮質との境界を作る辺縁系皮質だ。limbicはラテン語の「limbus」を由来とする言葉で、境界を意味している。大脳辺縁系には帯状回・海馬・扁桃体・視床下部・視床前核などが含まれており、特に扁桃体・海馬・帯状回は情動と記憶に重要な役割を果たしている。

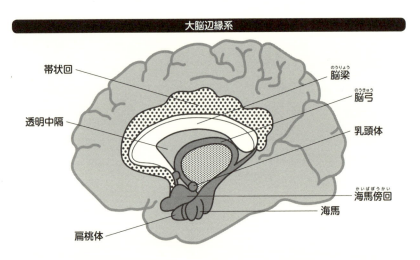

大脳辺縁系

　情動は危険な物に対して恐怖を感じそれから逃げようとする「不快情動」と、自分の欲求を満たしてくれる物に近づこうとする「快情動」の2種類に分類され、快情動が阻止された場合は怒りが生じ、攻撃行動が起こる。このように情動には、人や動物を行動に駆り立てる性質がある。ダーウィンは、人やサルだけでなく、ネコやイヌ

第5章：心と感情のメカニズム

も情動が表出すると指摘している。また彼は情動を「非常事態にさらされた生物が、適切に対処し、生存の可能性を増加させるもの」と捉えている。つまり情動は、個体維持と種族保存を達成するために存在するといえるだろう。

◆ 感情と不快情動

　ここまで動物的な情動という面を見てきた。次は感情について見てみよう。感情（feeling）とは、人や物に対して抱く気持ちのことで、喜び・悲しみ・怒り・好き・嫌い・恐怖などがある。では感情が生まれる時、脳はどのように動くのだろうか。恋愛感情を例に、説明しよう。ある人を好ましいと感じ、やがて恋しい気持ちに変わって行く際、脳はどのように動くのだろうか。この時に大きな役割を果たしているのが、性欲や食欲などの本能的な部分を司る視床下部である。刺激を受けた視床下部が電気信号を送信し、その電気信号を受けてドーパミンが放出される。ドーパミンによって快感を覚えると、「さらにこの感覚を得たい」と行動を起こすようになる。これが性の快楽につながり、子孫を残すことにつながるのだ。

　しかし「好ましい」「好ましくない」という感覚には、個人差がある。個人差に影響を与えるのが、扁桃体だ。扁桃体は側頭葉内側部の大脳新皮質下にある、アーモンドの形をした核だ。いくつかの核により構成される核群なので、扁桃核ではなく扁桃体と呼ばれる。扁桃体は、すべての刺激を吟味し、適切な情動反応を起こすように他の領域に信号を送る。この信号によって、その刺激が快か不快か（好き嫌い）が判断されるのだ。これまでの記憶を呼び出し「好ましい」か「好ましくないか」を判断した扁桃体は、好ましさの度合

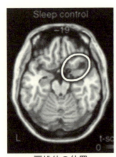
扁桃体の位置

いによってドーパミンの放出量を決める。このドーパミンの放出量によって、感情が変化するのだ。扁桃体は、過去の記憶を基にドーパミンの放出量を決める。例えば「ポニーテールの女性に優しくしてもらった」という記憶があれば、ポニーテールの女性を好ましいと判断し、ドーパミンが多く放出される。逆に「背の高い男性に怒られた」という記憶があれば、身長の高い男性を警戒してドーパミンが放出されない。感情の判断は、これまで脳に記録された記憶によって、無意識のうちに行われているのである。第一印象では「ウマが合わない」と感じたが、実際に話してみると意外といい人だったというギャップは、過去の記憶と現状の食い違いから発生している。扁桃体は、側頭連合野（前方部）、眼窩前頭皮質、海馬、帯状回と相互的に密接に結合しており、海馬傍回を介して海馬と常に情報をやりとりしている。すなわち扁桃体は、感覚系から得た情報を処理し、その情報の価値を判断するシステムであり、感覚器から直接信号を受け取るとともに、感覚野を介しても信号を受け取っている。実際のMRIを目にしたことがある人も多いだろう。しかし扁桃体の位置は、プロが見ても分かりにくい。上記の図の囲まれた部分が扁桃体に当たる。

　対象物に対して「危険」と判断すると、人の心に恐怖が生まれる。この恐怖は、扁桃体によってもたらされるものだ。まず扁桃体が記憶に基づき、危険であると判断する。扁桃体が下した評価によって不快情動が発現し、対象物から逃げるという行動を取る。扁桃体は、何らかの脅威を感じると直ちに不快情動に関する信号を発信する。

脅威や喪失に非常に敏感なことから「恐怖の中心」と呼ばれることもある。過去に犬にかまれた経験のある人が、犬を見て怖いと感じるのは、扁桃体が過去の記憶を基に「危険だ」と判断し、不快情動を発現させるからである。このように情動は、記憶によって支えられている。

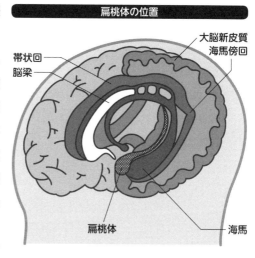

　記憶を支える重要な神経基盤の一つに、ヤコブレフの回路がある。ヤコブレフの回路は感情に深くかかわっており、扁桃体・視床内側核・帯状回・前頭葉下面・扁桃体を中心に形成されている。情動を司る扁桃体と記憶を司る海馬は、機能的に相互作用をしている。記憶の再認識にも協調して作動しており、正常な脳の機能は大脳辺縁系と他の領域との相互作用によって営まれる。視床下部や扁桃体は、人間がまだ人間に進化する前から持っていた古い脳の器官だ。扁桃体が生み出した感情に、知性・思考・判断・想像などをコントロールする前頭葉の判断が加わることで、人間らしさが生み出されている。

Chapter 02 快情動と報酬系について知ろう

ここまで恐怖などの不快情動を見てきたが、心地よい情動（快情動）はどのようにして生じるのだろう。これは、報酬系と呼ばれる脳内システムが関与している。

◆ 快情動が生じるシステム

　心地よい情動（快情動）は、不快情動とは異なる、報酬系と呼ばれる脳内システムによって発生する。腹側被蓋野（A10）は、側坐核や大脳新皮質など中脳・大脳辺縁系へ強いドーパミン線維を投射する起始核である。脳は快適な情動を求めて対象物に近づき、その状況を維持するために行動する。例えば空腹時に食料を見ると、それを確保して食べたいという行動を起こす。

　人は五感（触覚、視覚、聴覚、嗅覚、味覚）から情報を得ており、その情報が大脳辺縁系で「気持ちよい」「大切だ」と評価されると、脳幹のA10から側坐核へ神経伝達物質の一つであるドーパミンが放出され、満足感が引き起こされる。これが、報酬系のシステムである。

　報酬は、人の行動の原動力となる。報酬として最も顕著なのが、食に対する強いモチベーションである。

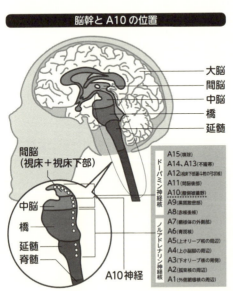

脳幹とA10の位置

第 5 章：心と感情のメカニズム

　人は誰に教えられなくても、空腹になったとき、どのように行動すればいいかを理解している。赤ちゃんのときは泣いて母親に授乳を促し、大きくなったら自分で歩いて食べ物を探す。これは、食が生きるために必須の本能であり、行動を引き起こす報酬の原点だからである。

　食はエネルギーを得るだけでなく、精神的な満足を得ることもできる。おいしそうなものを見たり、その香りを嗅いだり、調理中の音を聞いたりするだけでも、食欲を引き起こすこともある。歯触りも重要なファクターだ。朝風呂に入って肩まで温かい湯に浸かると、ぐーっとお腹が鳴ってご飯が食べたくなる。これらの五感は全て感覚系で処理され、大脳辺縁系に伝えられる。その後、食欲に影響を与える情報として視床下部の外側野に伝えられ、弓状核からの「全身の栄養状態」に関連する情報と統合され、適切な食事行動を行うために、脳の各部へ電気信号が送られる。

　報酬は英語で「reward」だが、これから派生した「rewarding」という形容詞は「やりがいがある」という意味である。つまり報酬を得られる行動こそ、やりがいがあるということ。人には「食べること」以外にも、夢中になってする行動がたくさんある。「寝食を忘れて物事に取り組む」という言葉があるように、何にモチベーションを感じるかは人それぞれだ。他人には理解できないことに没頭する人もいれば、どんな苦しみにも耐えて頑張り抜く人もいる。

　「やりがい」として分かりやすいのが、仕事や趣味だろう。仕事においては、出世したり大きな収益を得るといったことが、報酬といえるだろう。オーディオマニアにとっては官能的な音が、釣りファンにとっては大きな釣果が報酬を感じさせてくれる。このように「よ

り良く」なること、「改善される」ことを実感する時に得られるのが、報酬である。自分の予想より良い報酬が得られた場合、その基となった行動が強化されることも知られている。

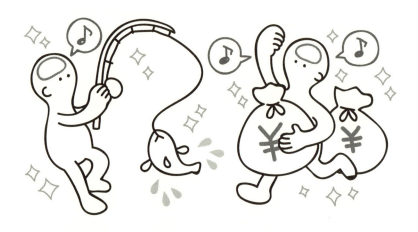

　喜びや幸福感など快情動反応の鍵を握るのが、透明中隔に寄りかかるように位置する側坐核である。側坐核は、両側の尾状核頭と被殻前部が透明中隔の外側で接する場所に存在している。側坐核は「あれがほしい」という原始的な信号を発信する部位で、報酬そのものではなく報酬への期待で活性化し、ドーパミン放出を促進する。ドーパミンにはシナプス可塑性に働く、すなわちシナプス結合を強化して記憶にかかわる作用がある。側坐核は報酬・快感・嗜癖・恐怖などに大きな役割を果たすと考えられており、側坐核の働きが強いほど嘘をつきやすいともいわれる。
　一方、この機能にブレーキをかけるのが不安や恐怖だ。普通は、お店にある食品を、お金も払わずに勝手に食べるようなことはしない。人間は情動そのままに行動するわけではないのだ。理性や理論

第 5 章：心と感情のメカニズム

的思考を行う、脳の前方に広がる前頭前野が扁桃体の興奮にブレーキをかけることで、理知的で人間らしい行動を取らせるのだ。

Chapter 03 ストレスについて知ろう

ストレスという言葉は非常に身近な存在だ。しかし、ストレスとは何か具体的に説明できるだろうか。ここでは「ストレス」について、詳しく説明しよう。

◆ ストレスが身体に与える影響

ストレスとは、何らかの刺激によって生体にゆがみが生じた状態。もともとは材料力学で用いられていた言葉で、スプリングを引き伸ばしたりゴム球を押し縮めたりしたとき、物質の内部に生じる応力のことを「ストレス」と呼んでいた。

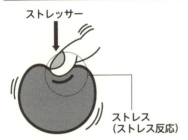

ストレスとストレッサー

ストレスを、医学用語として最初に取り入れたのは、カナダの医学者、ハンス・セリエ氏である。彼は、「ストレスとはあらゆる要求に対し生体が引き起こす非特異的反応で、ストレスを生じさせる刺激がストレッサーである」と定義した。これにより「ストレス＝精神や肉体に負担をかける状況や原因」、「ストレッサー＝ストレスとなる原因」、「ストレス反応＝ストレッサーが原因で起こる心身の反応」という考え方が生まれた。

ストレスという言葉にあまり良いイメージはないだろうが、ストレスを感じる出来事全てが、悪いものではない。ストレスには恐怖・不安などの「情動的・心理的ストレス」と、身体に大きな負担がかかる「身体的ストレス」の2種類がある。また、生体に有益である「快ストレス」と、不利益な「不快ストレス」の2種類に分けることも

第5章：心と感情のメカニズム

できる。全くストレスがない環境になると、生物の適応力が失われてしまうため、ある程度のストレスは必要である。

　ストレスのない生活が幸せというわけではないし、社会生活を営む以上、多かれ少なかれストレスは存在する。そもそもストレスを感じるたびに体調を崩していては、日常生活が送れないだろう。脳には、ストレスを記憶し、その環境に慣れる機能が備わっている。例えば、親しい友人が誰もいない学校に進学したとしよう。知り合いが誰もいない学校生活に脳はストレスを感じるが、時間がたち仲間と打ち解けることができれば、ストレスは徐々に減少する。これは「現在の環境程度であれば、ストレスに感じることはない」と脳が記憶したためである。この「ストレスに対する記憶と慣れ」は、海馬の長期増強と深くかかわっている。ストレスは悪いものと考えられがちであるが、問題なのは過剰なストレスである。

　ストレスに慣れなかったら、どうなるのだろう。過剰なストレスによってバランスが崩れ、一定の限界を超えると心や体に摩耗が生じ、全身に適応症候群が起こる。「警告反応期」「抵抗期」「疲弊期」の段階に分かれており、作用が弱かったり短期間だったりすると、警告反応期から抵抗期を経て回復に向かう。しかし疲弊期から回復できなかった個体は、死に至る。非常に強烈なストレス作用が加わった場合、警告反応期から一気に死に至る可能性もある。

◆ ストレスが脳に与える影響

　強いストレスを受けているとき、脳はどうなっているのだろうか。ストレスを受けると、大脳辺縁系や視床下部では怒りや恐怖といった感情がわく。そしてその感情を、大脳新皮質の理性が無理矢理

押さえつけている状態だ。この状態が続くと視床下部が暴走し、自律神経に間違った指示を与えてしまう。

　強いストレスが加わると、視床下部の下垂体から心身を緊張させる「副腎皮質刺激ホルモン（ACTH）」が分泌される。これにより副腎が刺激され、ノルアドレナリンやアドレナリンなどのストレスホルモンが分泌される。ノルアドレナリンは怒りを、アドレナリンは恐怖を感じるホルモン。これらが過剰に分泌されると、自律神経失調症や胃潰瘍、下痢などの身体症状が発生する。それでもストレスが緩和されない場合、副腎がコルチゾールを分泌。コルチゾールは量が増えると免疫力を低下させる作用があるため、肉体はさらにダメージを受けることになる。

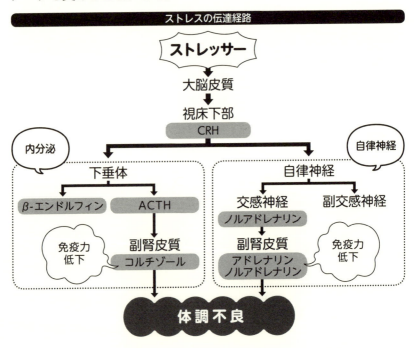

第5章：心と感情のメカニズム

　長期的に一定以上のストレスを受け続けると、「視床下部－下垂体
－副腎皮質（HPA axis）」が活性化し、糖質コルチコイドが過剰に
分泌される。この物質は神経伝達物質や脳への栄養吸収を妨げる作
用があり、脳細胞を破壊することもあるなど、脳に対しての悪影響
も多い。また脳内でグルタミン酸などが過剰に遊離することにより、
神経細胞や学習・記憶機能に障害が出ることも示唆されている。健
康な脳内環境を維持するためには、ストレス作用をコントロールす
ることが重要である。

　何をストレスと感じるかは人によって差が大きいため、「こうすれ
ば、ストレス作用を減らすことができる」という画一的な方法はな
い。しかし自分の性格タイプやストレスレベルを知り、これに応じ
て生活していれば、ストレスに慣れることもできるだろう。自律神
経には交感神経と副交感神経があり、ストレス作用が強いときは交
感神経が優位になっている。涙を流して泣くと副交感神経優位にな
り、リラックスにつながるため、「泣くことがストレス発散になる」
という学説もある。

◆ 不安障害とPTSD

　不安障害はごく最近広まった言葉で、以前は「神経症（ノイロー
ゼ）」と呼ばれていた。不安とは、恐怖に対して自己が対処できない
時に発生する感情の一種。恐怖に対して不安が強く、行動や心理的
障害をもたらす症状を総称して「不安障害」と呼んでいる。不安が
増大して症状が現れるから、不安障害というわけだ。何を不安に感
じるかによって呼び方は違うが、対人恐怖症・脅迫性障害・適応障
害・心的外傷後ストレス障害（PTSD）・パニック障害・過敏性腸

101

症候群も、不安障害の一種である。症状としては、強い不安やイライラ感、恐怖や緊張といった精神症状に加え、発汗・動悸・頻脈・頭痛・下痢などの身体的症状が現れる。

　不安障害の中で最も知られているのが、心的外傷後ストレス障害（PTSD）だろう。PTSD は大事故や大災害、戦争などを体験した人が、その恐怖に再び襲われるように感じ、激しい心的苦痛を味わう状態をいう。PTSD 患者には海馬容積の減少、扁桃体の過活動、前頭連合野の活動性低下などが認められる。ストレスには記憶力を低下させる作用があり、アメリカではストレスが原因と考えられる子どもの学習能力の低下や、PTSD による海馬の萎縮と機能障害が問題になっている。

◆ ストレスを感じた際の脳の動き

　プレッシャーを感じると思考能力が鈍ったり、思考が停止したりする。「頭が真っ白になる」「凍りつく」という状態で、最近では「パニくる」「テンパる」などと表現される。いざという状況に直面すると、自律神経は 1 〜 2 秒以内に反応する。危険が切迫している場合は視床下部が自律神経を興奮させ、約 1 秒で反応することができる。それと同時に下垂体が活性化され、副腎からのホルモン分泌が促進される。これによって心拍数の増加や血圧の上昇、食欲の低下などが生じると理解されている。自律神経系の情報伝達とホルモンの情報が血液を経由して伝達される速度を比較すると、自律神経系の方が速い。このため、心拍数の増加や手足の震えといった生理的反応は、少し遅れてやってくる。

　最近の研究では、ストレスが大脳皮質前頭前野に影響を及ぼし、

第 5 章：心と感情のメカニズム

高度な精神機能を奪ってしまうことが分かってきた。前頭前野は、人の大脳皮質の 1/3 の領域を占めており、抽象的な思考にかかわる回路がある。また前頭前野は精神の制御装置としての役割を担っており、状況にそぐわない思考や行動を抑制している。前頭前野の働きにより、人は集中や計画、意思決定、洞察、判断、想起を行うことができる。しかし前頭前野の回路は非常に脆弱で、日々遭遇する不安や心配に対して敏感に反応していることが分かってきた。

　ストレスがかかると、脳全体にノルアドレナリンやドーパミンなどの神経伝達物質が放出される。前頭前野でノルアドレナリンやドーパミンの濃度が高まると、神経細胞間の活動が弱まってしまう。ネットワークの活動が弱まると行動を調節する能力が低下し、脳の古い領域であり本能的に活動する視床下部などの支配が弱まった状態となり、普段押さえ込んでいる衝動（欲望にまかせた暴飲暴食やお金の浪費、薬物乱用）に負けてしまうというのだ。ノルアドレナリンとドーパミンによって前頭前野の回路が停止しても、神経伝達物質の分解酵素が働くため、機能停止が長期化することはなくストレスが軽減すれば元の状態に戻る。しかし遺伝的に分解酵素の力が弱い人は、ストレスに弱いと考えられている。

　さらにストレスがかかると、副腎がストレスホルモンであるコルチゾールを放出する。コルチゾールの濃度が高まると扁桃体は、危機に備えるよう他の神経系に警告を発し、恐怖などの情動にかかわる記憶を強める。さらに慢性的なストレスにさらされると、扁桃体の樹状突起が拡大し、前頭前野の樹状突起が萎縮する。ストレスを取り除けば前頭前野の樹状突起が再生するが、非常に強いストレスにさらされた場合は回復しないこともある。前頭前野の樹状突起萎縮

103

は、過去のストレス体験と関連していることも分かってきた。ストレスで脳内に変化が生じると、さらにストレスに対して脆弱になり、うつ病や依存症、心的外傷後ストレス障害（PTSD）などの不安障害の要因になると考えられている。

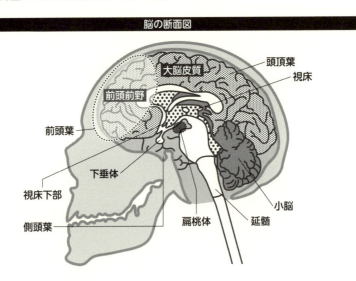
脳の断面図

◆ 脳の意思決定メカニズム

　理性主義の人たちは「形式的な論理に従えば、いかなる問題でも最高の解を得られる」と考えている。しかし脳は、理性だけで正しい判断を下せない。脳の意思決定は能力や感情に左右され、過去の経験にも引きずられるため、合理的に判断できないのだ。

　感情を処理する部分に損傷を受けると、日常の意思決定すらうまく処理できなくなる。また、感情を育む上で重要な役割を果たす大脳辺縁系に損傷を受けた患者は、うまく意思決定ができない。つまり意思決定には、感情と理性の対話が不可欠なのである。

第6章
学習効果を上げる勉強法

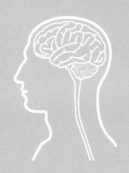

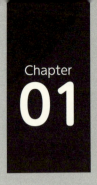

学習と記憶

人は生涯、学んで記憶することで成長していく。勉強や学習は、後天的な技術である。ここでは記憶のメカニズムに基づいた、より効率的な学習手段を紹介する。

◆ 短期記憶から長期記憶への移行プロセス

　私たちは、さまざまな場所で「学び」を実践している。学校でも社会でも学習と記憶は重要だし、常に新しい知識を更新していかなければ、現代社会を生きることはできない。例えば、スマートフォンの使い方を覚えるのも「学び」の一つだ。私たちは無意識のうちに、学習と記憶を繰り返している。しかし人間の学びには、何らかの「こだわり」がある。この「こだわり」が、学ぶ意味や必然性だ。ここに学びと自分の接点が生じ、学ぶことに意味を感じると、人は自ら切実さを感じ、自ら進んで学ぼうとする。学びと自分を結びつける学習意欲の源泉が、「こだわり」である。学ぶことの多くは、知的好奇心から始まるのだ。

　まずは「こだわり」から説明しよう。自ら学ぶ意欲を増強する「こだわり」の一つに、「関係こだわり型意欲」がある。これは、他人とのかかわりの中から生じ、他者に支えられるという特徴を持っている。例えば「英語の先生が好きだから、先生に褒めてもらうために一生懸命勉強する」というものである。この意欲が育つためには、人とのかかわりの中で「自分は受け入れてもらっているんだ」という気持ちを感じる必要がある。

　第３章でも解説したが、記憶は「感覚記憶」「短期記憶」「長期記憶」の３段階で定着する。感覚記憶は、目や耳などから受け取った感

第６章：学習効果を上げる勉強法

覚を、とりあえずなんとなく保存した記憶。特に重要でないと判断された記憶は数秒で消え、比較的重要だと認識された記憶は、短期記憶へ移行する。短期記憶も通常は数時間から数日で消えるが、その中でも印象深く重要だと認識された記憶が長期記憶へ移行する。ある出来事を経験して記憶が形成される時、シナプスを介した神経細胞の情報伝達効率が変化することが知られているが、数分から数時間で消失するという。

　一方、強烈な経験では長期記憶が形成されるが、この時はシナプスを介した情報伝達の効率変化も数日に渡って維持されるという。記憶は知識として蓄えられるが、この知識はいつでも必要なときに思い出す必要がある。もちろん記憶していなければ思い出すことはできないが、「覚えているのに思い出せない」というのも問題である。長期記憶への移行後は、記憶を思い出しやすくする訓練が必要だ。

　暗記が苦手という人は記憶の移行プロセスを振り返り、自分がどの段階が苦手なのかを考えてみてほしい。教科書にアンダーラインを引くのは、感覚記憶から短期記憶への移行を手助けする方法だ。しかし「重要だ」と認識しても、反復しなければ忘れてしまう。そこで教科書を何度も読んで暗記する。しかし反復が少なければ、長期記憶へ移行しないし、長期記憶へ移行しても印象が弱いと思い出せないので、知識としては使えない。

　さてあなたは、「感覚記憶から短期記憶へ至るプロセス」「短期記憶から長期記憶に至るプロセス」「長期記憶から記憶を想起すること」のどの段階でつまずくことが多いだろうか。どの段階が苦手なのかを把握すれば、学習方法を改善することができるだろう。

◆ 長期記憶を確認する方法

　長期記憶になりやすい記憶には「印象が強いもの」「重要だと認識したもの」「反復性が高いもの」という特徴がある。
　印象が強いものは、良くも悪くも他とは違ったインパクトを与え、記憶に残る。これを「示唆性」というが、個性的で強い示唆性を示す顔の女性は、美人以上に記憶に残ることが分かっている。

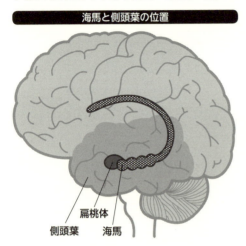

海馬と側頭葉の位置
扁桃体
側頭葉　海馬

　重要だと認識したものの方が覚えやすいというのは誰しも経験のあることで、「教科書の重要ポイントにマーカーを引き、そこだけ覚える」という作業がこれだ。真面目に授業を受けた人と、その人のノートを暗記した人が同じ試験を受けた場合、ほとんどの場合が前者の方が高い得点を取る。授業を受けることで重要な部分と重要でない部分を判断し、重要な部分を強く記憶しているからだ。効率よく記憶するには、必要な部分を特に集中して覚える「記憶のメリハリ」が重要になる。
　物事を覚えるのに反復練習が効果的なのは、誰しも実感していることだろう。「dte」「pec」など無意味な文字の羅列を記憶するテストによると、1回目より2回目、2回目より3回目の方が記憶量が増える。しかし無意味な文字列を何日も覚えていることは困難なので、数日もたてば全て忘れてしまう。これらの文字列も長期記憶に

第6章：学習効果を上げる勉強法

はならず、短期記憶として忘れられてしまう。

　短期記憶は一時的に情報を保持するものであり、記憶容量は少なく保持期間も短い。このため通常は、数時間から数日で消える（忘れる）。しかしある程度の時間、ある程度の質で同じ記憶を思い出す作業を繰り返すと、海馬→海馬フィルター→側頭葉→記憶の貯蔵庫という順に整理統合され、長期記憶へと移行する。長期記憶の容量は非常に大きく、ほぼ無制限に半永久的に記憶することができる。新たに覚えるのではなく「思い出す作業」を繰り返すことが重要なのだ。

　人口が多く長い歴史を持つ大国の人々は、一般的に「母国語以外の言葉」が苦手な傾向がある。なぜなら母国語以外の言語から強い印象を受け、その言語を重要だと認識し、繰り返し使う必要がないからだ。大相撲の外国人力士が日本人と変わらない日本語でインタビューに答えられるのは、いつも日本語で会話する必要があり（重要性）、日常的に日本語を使い（反復性）、日本人らしい話し方について厳しく指導される（示唆性）からである。

　日本人にとって英語が覚えにくいのは、脳にとって印象が弱く重要性も低い上、繰り返し使う必要がないから。定期試験などであれば短期記憶で対応できるが、「使いこなす」という意味で語学を習得しようとするなら、長期記憶に移行させなければならない。

　日本人が日本語で会話する場合、文法や助詞の使い方などを意識してしゃべることはない。日常会話や雑談レベルであれば、ほとんど無意識のうちに適切な言葉を選び、正しいイントネーションで話している。これは日本語という語学が長期記憶となり、「考える前に脳が反応する」という状態になっているからだ。しかし英語で会話

するとなればどうだろう。日本人の多くは、英語の習得に苦労している。しかし母国語ではないのに流暢に英語を操る人はいるし、外国人力士などは来日から数年で日本人と変わらないほどの語学力を身に付ける。語学を覚えられる人の脳はどうなっているのだろうと、思う人も多いのではないだろうか。これは語学学習が短期記憶から長期記憶に移行するプロセスと、前述した「こだわり」が大きくかかわっている。

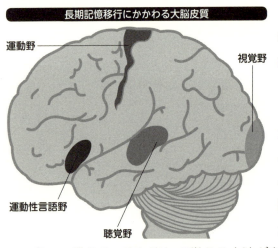

英語を長期記憶に移行させるためには、反復練習を行うしかない。何度も書く、何度も話すといった行為を繰り返すことで、海馬を刺激するのだ。人間は反復練習をしないと覚えられない動物なので、書いて覚える・声に出して覚える方法が有効である。英単語のスペルは「書く」という反復練習でも充分だが、イントネーションとアクセントは声に出さなければ覚えられない。声に出して読み上げながら単語などを書くと、視覚野・聴覚野・運動野・言語野など多くの部位が活動するので非常に印象深くなり、長期記憶に移行しやすくなる。

人間が暗記できる量は忘却曲線に従うので、忘却曲線を上回る量を暗記していかないと覚えられる単語数は増えない。覚えられる量

第6章：学習効果を上げる勉強法

には個人差があるが、覚える内容とその日の集中力によって大きく差が出る。多くの人はひたすら集中して勉強すれば効果が出ると思っているが、集中して覚えても短期記憶のままではすぐに忘れてしまう。学習時間の長さで熟練度を測ることはできないし、短時間に同じことを何度も繰り返すだけでは記憶が定着しない。教科書を短時間に何度も再読するより、読了後に充分時間を空けてから再読する方が効果的だ。

◆ **忘却曲線と効果的な学習方法**

効果的な学習方法を知るためにまず、忘却曲線について説明しよう。人間の記憶の大半は短期記憶であり、見聞きしたことの7割はごく短時間で、残り3割は徐々に忘れていく。学習効果を改善する際に重要なのは、この「忘れていくプロセス」を止めることだ。

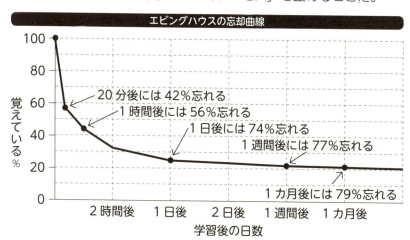

教科書やノートに下線を引き、蛍光ペンで重要な部分をマークする。教科書を何度も読み返し、集中して反復学習を繰り返す。こん

な試験勉強をしたことがある人は、たくさんいるだろう。しかし、一度学習した内容をもう一度なぞる「テキストの再読」は、極めて効率が悪い。過去に学んだ内容をそのままなぞるより、学んだ事を記憶から呼び出そうとする方が、記憶が定着しやすい。思い出そうと努力することで、学習と記憶が強化され、長期記憶への移行に役立つのだ。例えば「1582年、京都本能寺に宿泊していた織田信長は、家臣・明智光秀の謀反によって自害した。これが本能寺の変である」と書いてある教科書を何度も繰り返して読むより、「本能寺の変で織田信長を襲撃した家臣は？」と自分で自分にクイズを出し、それに答える方が効率的である。

　また同じことを長時間かけて何度も繰り返すより、他の教科の勉強をした後、再度行う方が効率がいい。時間が空くと、勉強した内容を徐々に忘れる。この「忘れかけたころに、再度思い出す」という行為が、記憶の統合化と固定化を進め、知識を呼び出す際の神経経路増強につながるのだ。この「忘れたころに思い出す」ことを繰り返せば知識と技術が長期記憶に移行し、必要な時に反射的に呼び出せる記憶となる。一夜漬けではなく「時間がたっても忘れない知識」を身に付けるための流れを、詳しく見ていこう。

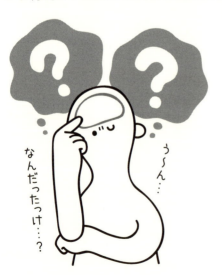

第６章：学習効果を上げる勉強法

◆ 忘れていくプロセスを止めるための学習法

　まずは、解き方を教わる前に自分で問題を解いてみよう。分からないなりに考えながら解くことで、学習効果が高まる。例えば英語なら、日本語訳されていない英字新聞を、辞書を引きながら読むといい。知らない言葉を調べ「理解しよう」と努力することで、学習を深めることができる。これは、学校の勉強でいうと予習に当たる部分で、「生成練習」と呼ぶ。

　学校では、教科書で新しいことを学ぶ。しかし、ただ授業を聞き流しているだけでは短期記憶にしかならず、習ったこともすぐに忘れてしまう。そこで、習ったことを自分の知っていることに置き換えながら授業を受けるといい。例えば「熱伝導とは、高温側から低温側へ熱が伝わる移動現象である」と習ったときは、「ホットの缶コーヒーを持っていたら、冷たい手が温かくなるのと同じだ」と置き換える。新しく習ったことを自分の言葉で理解し、すでに知っていることと関連付けることで、理解度が深まる。これを「緻密化」と呼ぶ。

　授業で学んだことやこれまで習ったことを、短期記憶から長期記憶に移行するために、私たちは学んだことを振り返って自問する。これは、学校の勉強でいう復習に当たる部分で、「省察」と呼ぶ。省察を行うときは、ただ習ったことをなぞるのではなく、自分で自分に質問を出しながら、授業の内容を思い出すといいだろう。例えば生物でタンパク質の構造を学習したのであれば、「アミノ基とカルボキシル基の結合を、なに結合と呼ぶか」という質問を、自分で自分に出してみる。これは「アミノ基とカルボキシル基が結合することを、ペプチド結合と呼ぶ」と書かれた教科書を読み上げるより、学習効果が高い。これを、「想起練習」と呼ぶ。先ほどの「本能寺の変」の

113

クイズも、「想起練習」だ。クイズの後は答え合わせをし、覚えていたことと忘れていたことを正確に分類する。忘れていた部分に関しては、時間を置いてからまた想起練習を行うといい。他人に教えることを想定し、どの部分がより重要か（重要性）を意識しながら学習すると覚えやすくなるし、聴覚や視覚など各種感覚を同時に刺激すると、定着しやすくなる。

　ひたすら一つのことを繰り返して覚えても短期記憶にしかならないため、ずっと同じ教科を学習するより、別の教科を挟んでから反復したほうが定着しやすい。神経細胞にはシナプスが１細胞あたり数万個あり、他の細胞と情報のやりとりをしている。一つひとつの神経細胞は多くの記憶にかかわっているが、記憶ごとに異なるシナプスを使い分けることで、個々の記憶を混同せず正確に保存していると考えられている。例えば１日目は数学・英語・古典、２日目は歴史・物理・化学、３日目は数学・英語・古典のように、二つ以上の主題を交互に学ぶことが効果的だ。これを、「間隔練習」と呼ぶ。教科書の新しい内容については、２日以内に間隔練習を行うと、長期記憶に移行しやすくなる。習ってから数日たち、記憶が薄れたころに復習（省察と想起練習）をするといいだろう。

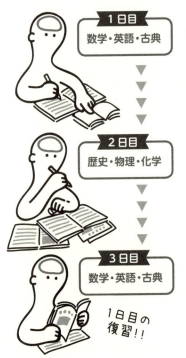

第6章：学習効果を上げる勉強法

　時間を空けて二つ以上の内容を交互に学習すると、頭の中に「必要な時に思い出すファイル」が徐々に形成される。種類の違う学習を交互に行うとその種類に共通する特徴に気付く能力が養われ、応用力が付く。数式を勉強するなら一度に2種類以上を覚え、回答法の違う問題を交互に解くといいだろう。例えば三角関数であれば、三角関数の基本的な公式を用いた基礎問題と証明問題を交互に取り組み、解き方を思い出しながら問題を解くといいだろう。これを、「交互練習」と呼ぶ。

　集中力はあまり長く続かないので、一つの学習が終わったら少し休憩を挟むといい。1日の終わりに今日学習した内容をメモしておけば、さらにファイル化がしやすくなる。これが長期記憶として確立すれば、「いつでも思い出せる長期記憶」＝「知識」を習得することができるのだ。

　勉強といえば「記憶すること、丸暗記すること」と思われがちだが、記憶や暗記は学習内容を後で思い出して応用するための神経回路の増強作業でしかない。学ぶとは、真似ること。真似と真似の間から新しいオリジナルの考えを生み出すためには、学習内容が脳にインプットされていなければならない。その分野で活躍したいときに大事なのは、「学ぶ力」を身に付けることだ。努力しても成功するとは限らないが、努力しなければ学ぶことはできない。新しい神経のつながりを作り、新しい能力を獲得し、実力を向上させるには、学習して脳に新しい知識をインプットすることが大事である。

◆ 勉強と学習の違い

　どんな分野であろうと物事を成すためには、徐々に知識を増やし、

概念を理解し、判断を下し、技術を身に付ける必要がある。知識を増やす（事実を記憶する）ことは、家を建てる作業と似ている。家を建てるには部品や資材の知識だけでなく、耐荷重特性やエネルギー伝達など、概念の理解も重要になる。記憶した知識の概念を理解し、状況に応じて判断を下し、建築技術を身に付けることが、成功につながるのである。

　勉強とは文字通り、強く努めること。努めるには「無理をして行う」という意味もあるため、「勉強が辛い」と感じるのは自然なことかもしれない。それに対して学習とは、学び習って身に付けること。過去に学んだことに立ち返り、絶えず情報を更新し、新しく得た知識と以前からの知識を関連付けるという作業の繰り返しである。勉強の基本は、それぞれの分野で新しく習ったことを記憶することだが、記憶しただけでは学習にならない。社会では積み上げた基礎知識（記憶）に対して、どれだけのアイデア（新しい技術や知識）を出し、そのアイデアをどう活用するかを求められる。大学を卒業して社会で伸びていくためには、想像力が重要になってくる。想像力はいろいろな経験・失敗を繰り返して獲得するものである。

　テスト勉強は暗記重視のため、広く概念を把握したり想像力を伸ばしたりすることがおろそかになりがちだ。知識の丸暗記は基本をマスターする上では役に立つが、さらに上をめざすには知識の本質を理解する必要がある。知識の本質とは自分自身が対象と向き合って考え抜くことで、初めて自分のものとなる。私たちが本当に習得すべきなのは、知識と想像力を強化する方法である。テストは熟練度を評価する計測手段であると同時に、学んだことを記憶から引き出す練習だと考えてはどうだろうか。

第6章：学習効果を上げる勉強法

◆ 集中力を高める方法

「電車の中で本を読んでいたら、降りるはずの駅を乗り過ごした」「友達と一緒に勉強をしていたはずなのに、気付いたら一人になっていた」といった経験は、ないだろうか。これは、注意力が足りなかったわけでも、ボーっとしていたわけでもない。脳が集中していたからこそ起きる現象である。

通常時の人の脳は広範囲に渡り、あらゆる部分が活動している。このため「本を読みながら、電車内のアナウンスを聞き、降りる駅に到着したことに気付き、電車から降りる」という行動を取ることができる。しかし集中した脳は、作業に必要な部分のみが活性化し、他の部位の活動が低下する。「本を読む」という作業に必要な部分だけが活性化した結果、電車内のアナウンスを聞いたり、車窓の風景を見たりする部分の活動が低下するのだ。見る・聞く・話す・記憶する・計算するなど、さまざまなタスクを同時に処理していると、脳のメモリが分散されて動作が遅くなる。しかし、他のタスクを停止させ「記憶する」だけを残すと、全てのメモリを「記憶」に特化させることができる。この「一つのタスクだけに、脳の機能を集中させること」が、集中だ。

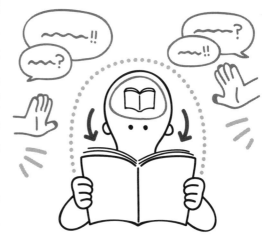

集中力を高めるためには、三つ方法がある。

(1)環境音で雑音をカットする

　私たちの日常生活には、さまざまな音があふれている。無音な場所はほとんどなく、会話や車のエンジン音などである程度は賑やかだ。これらの音や他人の会話内容に耳を傾けている人は、あまりいないだろう。しかし道を歩いているときに、自分の名前が聞こえてきたら、つい反応してしまうことはないだろうか。人は自分に関係ある「音」を雑音の中から聞き取り、無意識のうちに注意を向けてしまう。家庭や職場といった、知り合いや自分と関係のある人が多い場所にいると、脳の注意が「自分と関係のある音」に向いてしまい、集中がしにくくなる。

　家庭や職場では集中できないのに、電車の中では集中できるという人も多いのではないだろうか。電車の中は静寂ではなく、他人の会話も聞こえるのに、なぜ集中できるのだろう。それは、電車がレールの上を走る変化の少ない一定のリズムに、脳が反応しないからである。聞こえていても脳が反応しない音は、環境音と呼ばれており、集中の妨げにならない。また不特定多数の他人が多く乗車している電車の中では「自分に関係のある音」が聞こえる可能性は低く、脳が無意識に注意を向けることが少ない。例え聞こえたとしても環境音が消してくれるので、脳の注意が向きにくい。環境音を使って「自分に関係のある音」をカットすることで、余計なタスクの発生を防ぎ、脳の機能を集中させやすくすると良いだろう。

(2)自己報酬神経群を逆手に取る

　目標を達成した際にもらえるご褒美をめざして活発に活動する部位を、自己報酬神経群という。目の前の「エサ」に向かって走る原動力となる部分だが、「エサ」に近づくと集中力が切れやすくなる。「1

日に英単語を 100 個覚える」という目標を設定した場合、集中力は目標の手前で切れてしまうのだ。1 日に 100 個の英単語を覚える必要があるなら、1 日のノルマを 150 個にすると良い。150 個覚える前に集中力は切れてしまうだろうが、100 個は集中して覚えることができる。

(3)脳を飽きさせない

　フルマラソンを完走した後に 100m 走のタイムを計ってもいい記録が出ないように、疲労した状態でいくら頑張っても身に付かない。集中が切れたことを「飽きた」というが、この「飽き」は脳が疲労している状態。疲労から回復するには 10 〜 20 分の仮眠を取ると良いだろう。

　限界まで腕立て伏せをした後でも、腹筋やスクワットはできる。同じように暗記と聞き取りでは使用する脳の部位が異なるため、飽きずに（疲労した部位を使わずに）続けることができる。「追い込みのため、休憩する時間すら惜しい」というときには、単語の暗記からリスニングに変えるなど勉強内容を変えるのも方法の一つだ。

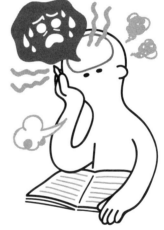

　同じような行動を取ったり、同じようなことを考えたりするうち、私たちは知らず知らずのうちに脳の一部だけを使ってしまう。特に年齢が高くなると脳の使い方が固定化される傾向にあり、これが脳の老化にもつながる。

実は、不安感の強い人は創造性が弱いことが分かっている。脳内には競争関係の二つのシステムがあり、不安が極端に達すると創造性が抑制されてしまうのだ。この競争関係を利用すれば、容易に脳をリセットできる。
　例えば絶叫マシーンに乗ったりお化け屋敷に行ったりすれば、スリルや恐怖などの感情系の脳領域を使う。この領域が活発になれば、嫌なことに捕われている思考系の脳領域の働きが抑制されるので、脳をリセットできる。旅行をすれば、無意識のうちに脳がリセットできるだろう。
　また、音楽を聞くことも、良いリセット方法の一つだ。音楽を聞くと、快感にかかわる神経伝達物質として知られるドーパミンが分泌される。前頭連合野の認知機能に働きかけるドーパミンは、集中力や思考力、学習能力とも大きく関与しているといわれている。ドーパミンは5歳くらいまでの幼児期に最も多く分泌され、ドーパミンが多い子どもは集中力が高いことも分かっている。

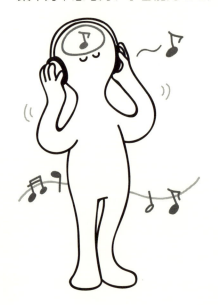

　アスリートも音楽を聞いて集中力を高めてから、試合に挑んでいる。音楽と同時に視覚的な刺激を一緒に受けると、より多くのドーパミンが分泌されるといわれている。男性の場合、魅力的な女性を見る

第６章：学習効果を上げる勉強法

のも効果的だ。音楽と一緒に好きな女性が踊る映像を見ると、脳
内刺激は一層増すといわれている。

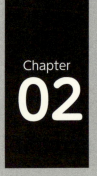

Chapter 02 楽器の演奏と脳

ピアノは、楽譜を読み、楽譜に書いてある内容を理解し、右手と左手の指をそれぞれ素早く動かして、演奏を行う。ピアノを演奏する際の、ピアニストの脳について説明しよう。

◆ ピアニストと脳の動き

　楽器を演奏するには、まず「楽譜を読む」という知識が必要である。楽譜の読み方は学習によって身に付けることができるが、音を出すためには手指を思い通りに動かさなければならない。手指を滑らかに動かすためには、運動の手順を覚える「手続き学習」と、運動の手順を滑らかに素早く正確に行う「スキル学習」が必要である。

　まず、手続き学習から見ていこう。手続き学習とは、手続き記憶を長期記憶にするための学習である。手続き記憶は大脳基底核に収納されている。海馬の貫通線維に高頻度の刺激を与えると、シナプスの伝導効率が上昇し、結合しているニューロンの反応が大きくなって、長期増強が起こる。繰り返し練習することでニューロンに長期増強を起こさせ、長期記憶化を促進するのだ。「手続き学習」は、運動を調整する機能を持つ小脳が担当している。楽器を演奏する際、小脳には「体の状態についての感覚情報」と「体の動かし方を指示する運動指令」が送られる。この2種類を比較して誤差があった場合、大脳に誤差信号が送られる。大脳はその誤差信号を受け取り運動指令を補佐し、正しい動きをするよう指令を出す。ピアノの演奏中に間違えると、運動の結果を伝達する小脳の登上線維から誤差信号が伝わり、抑制系の出力細胞であるプルキンエ細胞と、大脳からの運動指令を伝達する平行線維の伝導効率が低下。間違った運動

第 6 章：学習効果を上げる勉強法

を引き起こした経路は接続が切られ、正しい演奏をする経路だけが残る。反復練習によって間違った運動指令信号が次第に補正されることを「神経記憶」と呼び、神経記憶が強固になればなるほど、楽器の演奏が上達する。ゴルフでも野球でも、選手が同じことを繰り返し練習するのは、このためである。脳内の組織のどの部分を使ったどんな運動でも、同じ行動を繰り返すと脳はその行動を記憶し、修正する。同じニューロンを繰り返し活性化させることで神経ネットワークが変化し、ニューロン間のつながりを調整・変更することこそ、学習（練習）そのものである。

　人間の脳は、大まかに分けて 3 段階で発達する。部位によっては生涯発達するが発達が著しいのは幼少期であるため、「子どもの脳がどう成長するか」は、親の働きかけやしつけ方法が大きく影響する。生まれたばかりの赤ちゃんの脳には、神経回路が非常に多く存在する。しかし生後 8 カ月ごろから不要な神経回路が徐々に減少を始め、3 歳ごろまでに集中的に脳内ネットワークが作られる。音楽の演奏に影響するのは左脳だが、左脳は小学校の低学年で急速に発達。11 歳ごろに最大時の 6 割程度に落ち着き、大まかな神経回路が完成する。神経回路の発達が著しい小学生の間にどのような神経回路を構築するかが楽器の演奏に影響を及ぼすため、その道で一流になるためには、早期の訓練開始が必要不可欠だ。

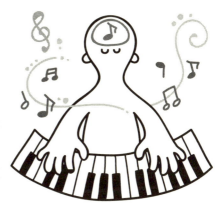

◆ 楽器の演奏と脳の発達

　ピアノの演奏は、視覚を通じて読んだ楽譜を脳内で聴覚化し、その音を表現するために手指を動かす信号を送ることで実現する。音は、波である。耳に届いた「音の波」は蝸牛で電気信号に変換され、脳幹、視床、聴覚野の順に送られる。音の高さや音色、メロディーなどの判別を行うのは、最後に到達する聴覚野だ。聴覚野の細胞が多い人ほど音感応力が高くなるが、音楽家はこの聴覚野の細胞が非常に発達している。音楽家の脳は、右の聴覚野にある「ヘッシェル回」と呼ばれる部位の体積が、普通の人の2倍程度になっている。

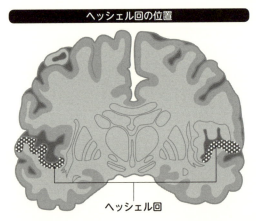

ヘッシェル回の位置
ヘッシェル回

　狂いなく正確に音を出すだけでは、人の心をつかむ演奏はできない。音楽家の演奏は音楽の表現そのものであり、頭頂・側頭・後頭連合野での認知機能、大脳辺縁系での感情・情動・記憶・認知機能、小脳での小脳サークル、脳幹でのリズム感知、大脳皮質の前頭前野での創造作業など、脳全体がかかわっている。一般の人が楽譜を見ると視覚性言語野が刺激を受けるが、演奏

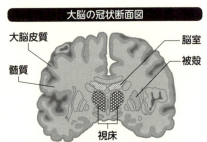

大脳の冠状断面図
大脳皮質
髄質
脳室
被殻
視床

家はウェルニッケ野の働きが活発となる。このことから演奏家は、楽譜を「一定の意味を形成する文字・言葉」として読んでいることが分かる。

　ピアノは右手と左手で鍵盤を叩いて演奏するため、両方の手指を複雑に動かす必要がある。ピアニストの脳は手指を動かす部位の体積が大きくなっており、ピアノ初心者とピアニストを比較すると、ピアニストの小脳の方が５％肥大しているのが分かる。特に、左手の指を司る脳の部位が大きくなる傾向がある。また大脳基底核の被殻が大きいほど、演奏時の指の動きが不正確でばらつく傾向があることも分かっている。

　バイオリニストの脳でも、同じような変化が起こっているといわれる。バイオリンは右手で弓・左手で弦を押さえて演奏するため、左手は右手よりより複雑な手指の動きが必要となる。バイオリニストの脳は「左手指を動かす指令を出す部位」が、そうでない人より大きいが、その部位の活動は少ないことが分かっている。

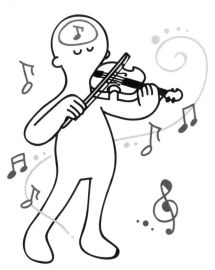

◆ 脳の発達のタイムリミット

　海馬や神経ネットワークは後天的な訓練で変えることができるが、生まれ育った環境で刷り込まれた基本的な遺伝子、価値観、

教養、感性などは生涯変わることがない。脳の発達には年齢が深くかかわっており、ある一定の年代を超えると発達しなくなる部分があるのだ。

　楽器を演奏するためには音程の座標軸を脳の中に植え付ける「音感」が必要になるが、この音感には「絶対音感」と「相対音感」がある。絶対音感とは、音を聞いた時に音名が分かる能力。頭の中に完璧な音階が入っているため、ある音を聞けば「ソの音より1/4音高い」などと瞬時に分かるのである。相対音感とは、音の高さを認識する能力のこと。連続する音の中で音の高低を正確に捉え、「さっき聞いた音がソなら、この音はラ」と比較して判断している。

　演奏家として活躍するには絶対音感が必要不可欠であるし、相対音感がなければ音楽を楽しむことが難しい。しかし、この能力はいつでも身に付けられるものではない。絶対音感は満6歳まででなければ身に付かないし、相対音感の学習タイムリミットは14歳だ。つまり14歳までに何らかの音楽教育を始めなければ、演奏家として大成することが極めて困難になる。絶対音感や相対音感は、小中学校の音楽教育や、趣味でカラオケに行くレベルでは身に付かない。楽器を演奏し名曲を繰り返して聴くなど、日常的に音楽に触れ、専門的な音楽教育を受けることが重要となる。音楽教育に加え、本人の努力も重要だ。自分が納得いくまで練習をし続ける根気や我慢強さ、なかなか上達しなくても腐らず努力を続ける忍耐力も必要である。

　このような貪欲な学習意欲は、あることに気付いたり、こだわったり、好きなものや気になることが発生した際に芽生える。しか

し多くの場合、本人の「気になること」と、親や教師の「気にしてほしいこと」がずれていることが多い。この「個性的なこだわりとユニークな気付き」に、大人が教育的かかわりを迫られる瞬間や、子どもたちのために何らかの教育的な働き方が期待される瞬間を「教育的瞬間(pedagogical moment)」と呼ぶ。子ど

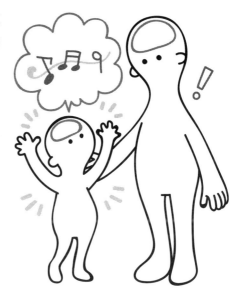

もが自らの興味（気付きやこだわり）を他者に向けて表現しようとしているときに、大人がその興味に耳を傾けると、子どもの学習意欲を高めるといわれる。

　演奏能力（運動能力）の発達にも、タイムリミットがある。知能や運動の処理速度を決めるのは、神経回路の結び付きだ。神経回路が太く密接につながれば、それだけ情報伝達速度が速くなり、滑らかかつスピーディーに動くことができるようになる。何度も同じ動きを繰り返すと、関連する神経回路の軸索を包む髄鞘が太く厚くなる。ピアノの練習量を増やすと、指の動きや曲の認知プロセスと関連する神経線維の髄鞘が、太くなることも分かっている。髄鞘の厚さは能力と関係しており、髄鞘が太くなればなるほど電気信号の速さと強さが増し、成功率が高くなるのだ。これを髄鞘化と呼ぶが、この髄鞘の発達の仕方

は、運動能力や認知能力に大きく影響している。髄鞘は60代まで変化と成長を続けるが、部位によっては発達にタイムリミットがある。例えば大脳の両半球をつないでいる脳梁は、10歳で髄鞘化が完成する。その後11歳までは練習によって発達していくが、12歳以降になると発達スピードが遅くなる。特に動かしにくい薬指や小指を、他の指と同じように動かすようにするには、12歳までに訓練するしかない。10歳までにバイオリンを習った人は、運動野・視覚野・聴覚野などの神経細胞が太いということも分かっており、「演奏家として成功するには、小さいころからの練習が必要」といわれるのは、こういった脳の発達経緯から導き出されている。

◆ 効率のよい練習方法

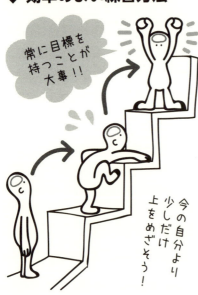

より理想的な演奏をするためには反復練習するしかないが、これを「限界的練習」と呼ぶ。他人によって正しい練習方法が確立されており、さらに技術を伸ばすためにその練習方法を繰り返すという意味だ。ただ闇雲に繰り返すのではなく、常に現在の能力をわずかに上回る課題に挑戦し続けながら、練習内容を自分に合わせて修正することが上達の

第 6 章：学習効果を上げる勉強法

鍵となる。ここで注意したいのが、神経回路の種類である。長期
訓練や反復学習を行うと、短期記憶は大脳基底核に長期記憶と
して保存される。この短期記憶から長期記憶に移行する過程で、
脳は認知行動を一つにまとめ、単一のものとして処理できるよう
に神経回路を整理するのだ。長期訓練や反復学習を行う「意
識的に集中して行動する際に使う神経回路」と、習慣化した「無
意識に行動する際に使う神経回路」は異なる。現在の能力と同
じ練習だけを続けると、「無意識に行動する際に使う神経回路」
を使ってしまい、刺激に対して無反応になってしまう。常に「意
識的に行動する際に使う神経回路」を刺激するには、現状より
少し困難な課題に取り組まなければならない。

　反復練習の際にコーチに求められるのが、「メンタル面の指導」
である。練習をしなければうまくならないが、練習したからといっ
て常に 100％のパフォーマンスができるわけではない。調子が悪
い時は調子が悪いなりにベストをつくし、できない部分はできな
い理由を考える。現状が「良くない状態」なのであれば、そこか
らどう這い上がるか、良くない状態をどうプラスに変えていくか
を、精神的に導く必要がある。

　練習を続けなければ技術は維持できないため、現状維持のため
にも 1 日平均 3 時間 45 分以上は練習すべきであるという。過
去 10 年間の練習時間が多い人、1 回当たりの練習時間が長い人
ほど、両手を巧みに操作し、良い演奏をすることができる。しか
しその一方で、遊び心も大切だ。心のゆとりも、上達や長続きの
秘訣である。

　イメージトレーニングという言葉はスポーツ界で聞かれること

129

が多いが、楽器演奏にも効果的である。自分の身体の動きを頭の中で鮮明にイメージすることで、運動機能が高まるのだ。ピアニストが頭の中で演奏のイメージを思い描くと、脳の神経回路は実際に演奏している時と同じ働きをする。脳を育むためにも、イメージトレーニングは効果的といえるだろう。

またプロのスポーツ選手はプレイ中に、少なからず「ゾーンに入る」という経験をしている。ゾーンとは極度に集中した状態のこと。プロ野球選手などであれば、「ボールが止まったように見え

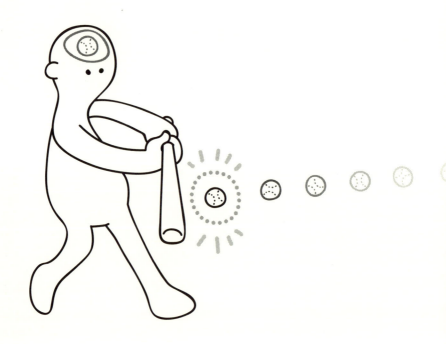

第 6 章：学習効果を上げる勉強法

る」という状態を指す。私たち人間は過去に囚われたり未来を夢想したりすることに思考を使いすぎ、無意識のうちに別のことを考える習慣が身に付いてしまっている。このため、「今、ここだけに」集中することが難しいのだ。プロの選手は「今、ここ（now and here）で集中することの重要さ」を知り、そのための訓練をしているため、ゾーンに入ることができる。プロセスをイメージしてその一瞬に全力で集中する練習をすれば、一般の人でもゾーンに入ることができるので、日常的に試してみてはいかがだろうか。

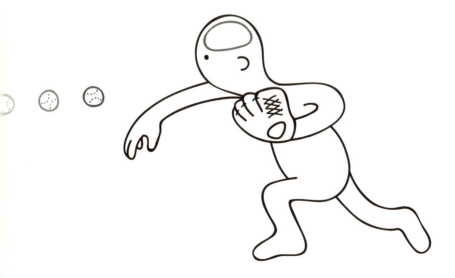

Chapter 03

囲碁とプロ棋士の脳

囲碁は古い歴史を持つ、ボードゲームの一つ。白黒の石を碁盤に配置し、自分の石で囲んだ領域（地）の広さを競うゲームだ。ここでは、プロ棋士の脳と神経回路について詳しく見ていこう。

◆ 囲碁が上達するための環境

　囲碁を始めた人が、何をどのように学んでプロ棋士になるのか、はっきりとは分かっていない。しかし子どものころにルールを覚え、子ども同士の対局で頭角を表し、対局をこなしながらプロになるのが基本的な流れである。それではなぜ、子どものころに囲碁を始めたのだろうか。

　新しいことを学ぼうとする際には、「学ぼう」という意欲がわくが、その意欲には「没頭モード」と「いやいやモード」の２種類がある。「没頭モード」はわれを忘れて活動に集中し、のめり込んでいる状態。「いやいやモード」は、「やらなければいけない」という強迫観念や、「やらなければ、大変なことになる」といった不安に駆り立てられている状態だ。自ら学ぶとは、「いやいやモード」ではなく「没頭モード」で学ぶことである。「没頭モード」になると、自然と気分が集中し、努力感を伴わずに活動に没頭できる心理状態になる。心理学者のチクセントミハイは、この心理状態を「フロー（flow）」と名付けた。フロー状態になると、その対象にのみ強い集中力が向けられるため、他の概念をしばらく忘れて対象に打ち込むことができる。フローもゾーンも集中力が高まった状態なので区別がしづらいが、基本的に、フローが没頭している状態、ゾーンはフロー状態から一時的に発生する極限の集中状態である。

第6章：学習効果を上げる勉強法

　例えば野球の場合、超一流選手は試合中ずっとフローの状態にあり、バッターボックスに立つ時は別次元の集中状態であるゾーンに入るという感じだ。子どものころから囲碁を始め、プロ棋士になるような人は、没頭モードで囲碁を学んでいる。多くの人は「祖父母や親、兄弟姉妹がやっていたのを見て、自分も始めた」と語っている。子どもにとって親は唯一無二の存在である。親が興味を持っているものを自分も始めると、親と過ごす時間が増え興味を共有できるため、「一緒にやりたい」と思うのだ。また、兄姉と同じことをしたがる傾向もある。これは兄姉が親から褒められたり注目されたりするのを見て、「自分も同じように注目され、褒められたい」と感じるからである。年上の者に対するライバル心や、兄姉と競い合うことそのものが動機になるケースもある。

　囲碁を継続する上で重要になるのが、子ども時代に自然な形で興味を持つことだ。子どもの場合は自然な好奇心や、ゲームに勝ちたい・親に褒められたいという単純な気持ちが探究心のきっかけになるし、興味を持ったことに楽しみながらかかわることが、情熱を持って取り組む第一歩になる。

　子どもの興味は、親が特定の活動へと導く出発点となる。子どもと同じ価値観を持って取り組むように促し、たくさんの時間と目と励ましの言葉をかけ、成果にとことん

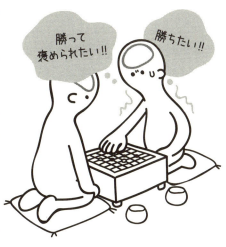

こだわり、自己規律・努力・責任・時間を生産的に使うことの大切さを教えていけばいいだろう。

　また、本人の「囲碁を継続したい」という意欲も重要だ。意欲にはいくつか種類があるが、ここで必要となるのが「自己こだわり型意欲」である。これは、理想とする自分に近づきたいという意欲のこと。例えば「成績がトップの私」という自己像があり、その自己像を維持するために試験勉強に励むのが、「自己こだわり型意欲」である。自己像に対する自己満足のために、意欲的に学んでいるタイプだ。このような意欲が育つためには、達成感や成功感を通して「有能感」を感じる必要がある。「自分ならできる」「自分は価値のある存在」と実感することによって、自尊心が育まれ、自らのプライドが支えられる。

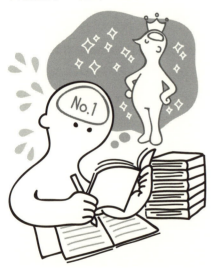

　好奇心から生まれた動機の補完材料となるのが、親からの賞賛と満足感だ。これが教育的瞬間である。強くなった（能力が身に付いた）という満足感を持ったとき、親がそれを褒めることによって、さらなる上達意欲がわく。

◆ 囲碁の上達と脳神経のメカニズム

　囲碁は「囲う」「石を取る」という二つの要素から成り立っている。「囲う」という要素は人間の抽象力や空間デザイン力、感覚的・直感

第6章：学習効果を上げる勉強法

的能力との関与が深い。「取る」という要素は、現実的な判断力・計算力・集中力と関連している。この2種類の能力をうまく組み合わせて碁を打つわけだが、異なる能力を同じだけ持っている人間はいない。能力の発達には年齢差があるため、どちらかの能力が活発に動いているとき（それに興味を持つ時期）に、能力に応じた要素を教えるのが効率的だ。

　子どものころはルール（定石）を覚え、試合をこなすことが基本となる。強くなるためには「感覚をつかむ」という段階が必要になるが、この能力は試合を数多くこなすことでしか身に付かない。文字は言葉を記号化したもので、パターンとして脳に条件付けられている。碁も一種のパターンで成り立っており、プロ棋士は囲碁言語が脳に条件付けられているという説もある。文字や言葉は小さいころから周りの人を真似て自然に覚えるものであり、子どものころから慣れ親しんだ母国語は自然と話すことができる。しかし大人になってから習い始めた外国語は、なかなかスムーズに習得できない。これと同様、囲碁も子どものころに始めると囲碁言語を母国語にできるため強くなれるが、大人になってから始めると上達しにくいといわれている。

　何かを習得するためには極度の集中力が必要なので、囲碁で最高の結果を発揮するには長期間気を散らさず、全面的に囲碁と向き合わなければならない。これが「ディープワーク」である。特定のスキルに集中すると、対応する回路が繰り返し燃焼する。この燃焼によりオリゴデンドログリアが活性化。神経細胞の軸索を覆う髄鞘を発達させ、対応する回路への伝達効率を上げることでスキルを向上させる。非常に集中していると一つの回路だけが燃焼するので効

率がいいが、あまり集中していない状態では周辺の回路がランダムに燃焼するため髄鞘の発達が鈍くなる。何かを身に付けるためには、認識能力を限界まで高め、一つの物事に集中する必要がある。

　棋士は対戦後、自分の打った碁を一手目から並べ直して反省を行う。打った碁を情報として仕入れ、自分なりに吟味して選択する作業が、強さを維持するポイントだ。対局手順を全て覚えているため「囲碁の強さは記憶力と比例している」と思いがちだが、基本的に記憶力と強さは関係ない。プロ棋士は対局手順を覚えているのではなく、一手ごとのストーリーを覚えているのだ。プロ野球選手も、ピッチャーであれば投球時の球種や組み立てを覚えているし、バッターであれば球種やスイングの内容、得点経過や経緯を全て覚えている。囲碁に必要なのは危険を察知する「見切り」と、経験則により今後の展開を瞬時に理解する「直感」である。記憶力より「以前似た局面があった」「この流れであれば、ここが急所になることが多い」といった応用力と適応力が重要なのだ。この能力は学校の勉強にも、大きく影響する。囲碁の強い子は、一般的な学力が高く学校の成績が良いことが多い。囲碁部の強豪校に進学校が多いのも、こういった理由からであろう。

◆ 心的イメージとは

　超一流の人は、瞬時に膨大な情報を処理するために「心的イメージ」を活用している。心的イメージとは、脳が今考えているモノ・概念・情報などを、具体的あるいは抽象的に把握する心的構造のこと。これにより、短期記憶の制約を超える大量の情報を、迅速に処理することができる。

第 6 章：学習効果を上げる勉強法

プロ棋士はこの心的イメージを活用し、石それぞれの位置や相互関係を一目で認識し、長期記憶として保存している。棋士は石の配置を「石の塊」として捉え、どの塊がどのパターンの一部を構成し、別の塊とどう作用しているかを見抜く。石の塊は「階層構造」になっているため、一つひとつの石がどのマス 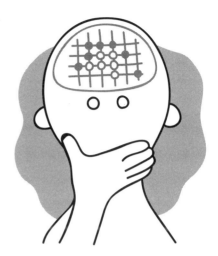 にあるかを記憶するより、はるかに効率的に盤上の配置を符号化できるのだ。囲碁の技能を高めたいと思う人は、棋譜を学んで石の配置を徹底的に分析し、次の手を予測し、予測が間違っていたら再び戻ってどこが間違っていたかを考えるといい。技能を高めるためにも、石の配置の暗記は非常に重要である。

　心的イメージは、ただ石の配置を符号化して効率よく暗記するためのものではない。プロ棋士は棋譜を見るだけでゲーム展開を理解し、頭の中で形勢をどう変化させるか検討する。石の塊が森とすれば、石は1本の木だ。通常は森（石の塊）を見ているが、必要に応じて個別の木（1個の石）にクローズアップして照準を合わせることができるのだ。

　特殊な訓練を積んだ人でなければ心的イメージを扱えないと思うかもしれないが、私たちは無意識のうちにこれを活用している。それなりに込み入った活動をする場合は、ある一定期間、短期記憶の要領を超える情報を頭に留めておけるのだ。俯瞰図のように物事の

全体を捉える見方をすれば、学習の際にも心的イメージを活用できるようになるだろう。

◆ 人間の脳にしかできないこと

　日本では「頭が良い」「頭が悪い」と口にすることが多い。この場合の「頭の良さ」は記憶力や知識量を指すことが多く、「英単語のテストで100点を取れるなんて、頭が良いんだね」「頭が悪いので50点しか取れなかった」などと使われる。

　この場合、対人関係調整能力や思いやりや発想力といった記憶力以外の分野は、「頭が良い」の構成要素にはならない。しかし頭の良い悪いは絶対的なものではなく、属している時代や社会に強く影響される。囲碁の世界では「定石や手順に対する理解を深める能力が高い人」が頭が良いとされるし、プロスポーツの世界では「チャンスメイクや試合運びのうまい人」が頭が良いとされるだろう。知識を積み上げれば知恵は付くが、知恵の使い方はその人の判断や能力で異なる。人の頭の良い悪いは、知識量だけで測るべきではないだろう。

　知識量だけなら、人間より人工知能・AI（artificial intelligence）の方が優れている。AIは人が実現するさまざまな知覚や知性を人工的に再現するもので、特定の領域においては人間をはるかに凌駕する卓越した能力を発揮する。グーグル・ディープマインド社が開発したAIソフト「アルファ碁」がプロ棋士に勝利したこともあり、「いずれ人間の仕事は全てAIに取って代わられるのではないか」という危惧もあるほどだ。

　しかしAIは万能ではなく、得意不得意がある。AIは膨大なデー

第 6 章:学習効果を上げる勉強法

タから、短時間で最も正解に近いものを探すのが得意だ。コンピューターは数字でできているので、理論や確率・統計を導き出すのが早い。確率や統計に基づいて利益の出る確率が極めて高い事業分野を探るのであれば、人間より AI の方が早くて確実だ。

　しかし AI はコンピューターなので、それ以上に理解が膨らまないし想像もできない。利益の出る事業分野の中からどうやってサービスや新商品を生み出すかを考える仕事は、人間でなければできない。マネージャーや現場監督のように創造が必要な分野は、今後とも人間が担当することになるだろう。

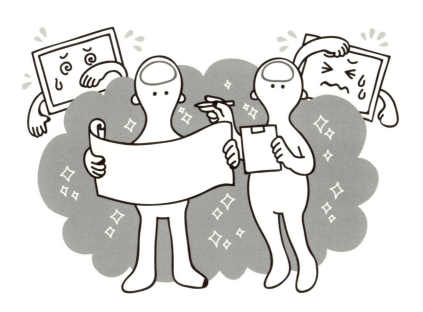

Chapter 04 ワーキングメモリ（作業記憶）

人間の記憶は長期記憶と短期記憶に分類されるが、この2つの記憶を補完するのがワーキングメモリ（作業記憶）だ。複雑な認知作業を行う際、意識して情報を処理する仕組みであり、日常生活のさまざまな場面で活用されている。

◆ ワーキングメモリとは

　ワーキングメモリ（working memory）という表現は、もともとコンピューターのメモリの部分的な概念として生まれ、主に作業用の領域を指す用語として用いられてきた。そこで、人間の記憶にも、このような作業領域に対応した記憶領域が存在するのではないかと考えられたのである。ワーキングメモリは、情報を処理する能力である。もっと正確に言えば、意識して情報を処理することだ。

　意識するとは、その情報を頭の中に置くことである。情報を頭の中に置き、注意を払い、スポットライトを当てて集中し、その情報に関する決断を行う。この「情報にスポットライトを当てている間」は、他の刺激に対して鈍感になる。例えば電車の中で集中して本を読んでいたら、目的地の駅を通り過ぎてしまった経験はないだろうか。本を読むことに集中した結果、車内アナウンスや車窓風景といった「他の刺激」を遮断してしまい、乗り過ごしたのである。脳が意識的に情報を処理し、その内容以外の刺激に反応しなくなった結果、こういったことが起こる。

　情報を処理するとは、情報に取り組み、その情報で計算し、その情報を扱いやすく変えることを意味する。デートの最中に「プロ野球の試合結果をスマートフォンで確認したい」という欲求を抑えつつ、夕食の席で恋人との会話に意識を集中させることができるのも、

第6章：学習効果を上げる勉強法

ワーキングメモリの働きだ。

　それではワーキングメモリは、短期記憶や長期記憶とどう違うのだろう。短期記憶は、情報を覚える能力である。パーティーで出会った初対面の相手の、名前や職業をごく短期間だけ覚えることを可能にするのは、短期記憶である。対して、短期記憶の情報（記憶）を利用して、何らかの作業を行うのがワーキングメモリだ。短期記憶の記憶量は数に限度があるが、長期記憶の記憶量は膨大で無限に記憶することができる。しかし情報を覚えているだけでは、有効利用ができない。ワーキングメモリは長期記憶とも異なる。ワーキングメモリは長期記憶から情報を引き出して有効利用できる上、再び長期記憶に保存し直すことができる。新たな言語を習得するときや、新たに入手した情報を長期記憶に変える際にもワーキングメモリが使われているため、ワーキングメモリは「脳の指揮者」といえるかもしれない。

◆ ワーキングメモリの活用の脳の部位

　ワーキングメモリの脳内構造には、前頭前皮質・海馬・扁桃体・ブローカ野・頭頂間溝など、脳のさまざまな部位が協動する広範囲のプロセスに基づくものである。それぞれがどのようにかかわっているか、説明しよう。

【前頭前皮質】

　ワーキングメモリの基盤。関連する部位から電気信号を受け取り、他の部位と協調しながら情報を活用する。

【海馬】

　海馬が長期保存してきた情報をふるいにかけ、現在行っている作

業に最も関連する情報を引き出す。蓄積した知識と結び付けられた新たな情報は、海馬を通じて長期記憶として保存される。

【扁桃体】

　扁桃体から入ってきた感情の情報を理解して解釈し、感情を調節。今行っている作業から気を散らさず、ポジティブな考え方に集中できるようにする。

【ブローカ野】

　文章を書いたり、友達や家族と交流したりするとき、ブローカ野から送られてくる言語理解や話し言葉の情報を処理する。ワーキングメモリが強ければ、機転の利いた会話や、流暢な会話が可能になる。

【頭頂間溝】

　脳の数学センター。計算の必要に迫られると、必要な数学の知識にアクセスして計算を行う。

◆ 日常生活の中のワーキングメモリ

　日常生活では、メールやテレビなどさまざまな情報があふれている。多くの情報の中から必要なデータを抽出して処理し、作業に優先順位を付けて集中的に行う際には、ワーキングメモリが働いている。学校で友達のひそひそ話が聞こえてきたとき、それを遮断して勉強に集中できるのもワーキングメモリの働きのおかげだ。これまでの古い考え方から新しい考え方へスムーズに移行し、以前とは違う観点から物事を眺められるようにする働きもあるため、転校や転勤などでこれまでの環境から全く違う環境に移ったときも、強い機能を発揮する。

第6章：学習効果を上げる勉強法

　神経伝達物質のドーパミンとセロトニンは、快感や幸福感の源だ。ドーパミンは快楽とやる気を引き起こす化学物質であり、ドーパミンが急激に放出されると短時間ではあるが多幸感を覚える。ワーキングメモリの能力が高い人は、低い人に比べるとドーパミンの生産量が多いことが分かっている。一方セロトニンは、深い満足感や長期にわたる幸福感とかかわっている。脳内のセロトニンは、ワーキングメモリを活用する課題に取り組むと増大する。ワーキングメモリを活用すれば、幸福感を強めることができるかもしれない。

　情報過多の現代で知能の鍵を握っているのは、情報を統合して優先順位をつけ、その情報を利用して建設的な作業を行う能力である。こうした作業を行う際に必要不可欠なのが、ワーキングメモリである。

　ワーキングメモリがコントロールを失うと、学校の勉強についていけなくなったり、悪習にのめりこんだりする。不機嫌になり、感情のわだかまりが晴れなくなることもある。だからこそあらゆる分野で成功を収めるには、強靭なワーキングメモリの能力が必要なのだ。

◆ ワーキングメモリの活用方法

　ワーキングメモリを有効に使うには、「コードブレーカー」「ブートストラッピング」「チャンキング」という三つの方法がある。一つずつ紹介しよう。

【コードブレーカー（暗号解読）】

　コードブレーカー（暗号解読）とは、何か物事を行うときに一歩ずつ手順を踏み、計算して回答を出すテクニック。やり方を工夫し、

143

より良いやり方を見つけて長期記憶へ移す。こうして長期記憶に保存すれば、ワーキングメモリが処理しなければならない物の数が減る。その結果、本来の暗号解読に専念し、正確な問題解決をすることができる。

【ブートストラッピング（自立起業）】

ビジネス上のアイデアをできるだけ低い予算で成功させることを意味する。うまく行われれば企業は素早くプロフェッショナルな形で業務を立ち上げることができ、創立者は財産を失わずに済み、破産も避けられる。長期記憶を活用し、言葉と視覚の情報を組み合わせていくプロセスだ。ワーキングメモリを使い、言葉と視覚の情報を結び付ければ、人の名前や会話の要点、有益な情報を処理する力となる。一度人に会ったら、その人物がどんな外見か、どんな服を着ていたか、会話の間にどんな表現をしていたかなど、言語や視覚の情報を記憶に留め、ワーキングメモリを利用してその情報をブートストラッピングすることが大切である。

【チャンキング】

アメリカの心理学者ジョージ・ミラーは実験により、人が短期記憶として一度に覚えられる情報の数は7±2であることを見つけた。「マジカルナンバー7」と呼ばれ、短期記憶の情報量の限界を示すものである。短期記憶を長期記憶に変換することができれば記憶を長期間蓄えておくことができるが、長期記憶に変換するためには短期記憶を経なければならない。つまり短期記憶の量を増やせば、多くの情報を長期記憶に変換できるということだ。短期記憶の量を増やすのに有効なのが、チャンキングのテクニックである。

チャンキングはもともと心理学用語で、個別のばらばらな情報

第6章：学習効果を上げる勉強法

をパターンの類似性などに基づいてより大きな情報の塊にしたり（チャンクアップ）、あるものを小さい断片に分割したりする過程（チャンクダウン）を意味する。簡単にいうと、一見ばらばらで何の関連性もない情報に何かしらの共通パターンを見つけ、グループにすることだ。例えば、「ヤギ、サイ、イヌ、カバ、ウシ、ゾウ」という動物の名前を覚える場合、覚えやすくなる「パターン」を探してみる。すると、それぞれの頭文字をつなげると「ヤサイカウゾ（野菜買うぞ）」という意味のある文章になることに気付く。このようにパターンを見つけ、意味のある覚えやすい形にするのが、記憶術のチャンキングだ。これらのテクニックを使えば、日常生活で複雑な情報が大量に押し寄せ、ワーキングメモリに重い負担がかかっているとき、その重荷からワーキングメモリを開放することができる。

◆ ワーキングメモリと意思

　「意思」は、ワーキングメモリから得られる最大の恩恵だ。意思を実行に移すには、長期的な目標を常に念頭に置くこと、衝動を抑えること、計画的に実行することなどが欠かせないが、これらの行為全てに、ワーキングメモリが機能している。意思は「体の情報（ホルモンのレベル、機嫌、感情、器官からの情報）」「体外の情報（五感によって伝達される情報）」「根源的システムの情報（言語、記憶、価値観、文化、倫理観など）」の3種類の情報に対処している。意思の行使とは、情報を評価して感情を調節し、戦略的に行動する複雑なものだ。ワーキングメモリはこの情報を全て送受信して分類し、一連の行動を起こす決断を下して計画を実行する。今日は買い物を

145

しないという意思を持っていたはずなのに衝動買いをしてしまうの
は、セールスマンにワーキングメモリの働きを邪魔されてしまうか
らだ。満足を先延ばしにする誘惑に負けず、注意を他の対象に向け
る能力は、さまざまな場面で求められる。

　集中力もまた、ワーキングメモリがもたらす利点の一つだ。ワー
キングメモリが目標をしっかり頭に刻み込んでいるおかげで、他の
ことに気が散りそうになっても集中力が維持できる。しかし現代社
会ではマルチタスクを要求される場面が増えており、「複数の仕事
を同時進行しながら、手元の仕事に集中する」というスキルを持つ
人物が、優秀とされる傾向がある。こうした要求がワーキングメモ
リに過度な負担をかけ、集中力を維持しにくくなっている。職場で
情報過多に見舞われると分析力や決断力が鈍くなるし、教師があま
り多くの教材を同時に使うと、子どもたちのワーキングメモリが情
報を処理しきれなくなる。こうした状況下で生産性を上げるために
重要なのが、時間管理である。ワーキングメモリは時間を有効利用
し、目の前の作業をとにかく早く終わらせる力になるだろう。また
状況に応じてリスクと報酬を見積もる能力も、ワーキングメモリが
もたらす利点である。それは種々の、現代社会を蝕むストレスに対
して予防接種の役割を果たすことになる。

　こうしたテクニックを身に付けることは、難しいことではない。
ただ練習を積めば良い。こうしたテクニックを毎日使うように心掛
けていれば、ワーキングメモリを強化し、押し寄せる情報の波にス
トレスを感じなくなる。

第7章
病気のメカニズム

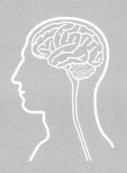

Chapter 01 認知症について知ろう

認知症は、脳細胞の働きが悪くなる、または細胞そのものが死滅するなどが原因で、日常生活に支障が出る「脳の病気」だ。症状には個人差があるが、最も顕著なのが記憶障害である。

◆ 認知症と物忘れの違い

　私たちは日常的に、「物忘れ」を繰り返している。昔の出来事を思い出せない、顔は覚えているのに名前が出てこないといった経験をした人は多いだろう。これは一般的な物忘れで、いわゆる「ド忘れ」と呼ばれるものだ。一般的な知識や常識、体験の一部が思い出せなくなるが、ヒントを与えられると思い出すことができるし、「忘れてしまった」という自覚はある。一方、認知症による記憶障害は、つい最近の出来事や自分が体験したことそのものを、忘れてしまう傾向がある。ヒントを与えられても思い出せないし、そもそも「忘れてしまった」という自覚がない。

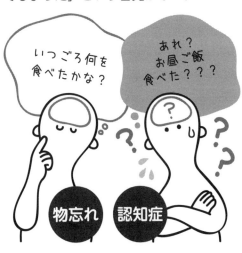

　例えば、12時に昼食としてカレーライスを食べたとする。「何時ごろ昼食をとったか」「昼食に何を食べたか」を思い出せないのが、一般的な物忘れ。「昼食を食べたという経験」を忘れてしまうのが認知症である。

第 7 章：病気のメカニズム

【心配いらない物忘れ】
　一般的な知識や覚えていたこと、体験の一部などを忘れてしまうが、だいたいの場合はヒントを与えられると思い出せる。物忘れが進行・悪化することはなく、本人にも「忘れてしまった」という自覚がある。

【認知症の物忘れ】
　自分の経験した出来事や体験したこと自体、最近のことを忘れてしまう。ヒントを与えられても思い出せず、物忘れは徐々に進行。しかし本人は自分が体験した出来事そのものを忘れてしまうので、「物忘れが激しい」という自覚がない。

◆ 認知症の種類

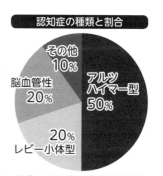

出典：2015年1月厚生労働省「新オレンジプラン」

　認知症は大きく分けて「アルツハイマー型認知症」「脳血管性認知症」「レビー小体型認知症」の3種類がある。それぞれの特徴を見ていこう。

【アルツハイマー型認知症】
　近年増加傾向にある認知症。主に老年期に発症する認知症原因疾患の代表で、65歳以上の有病率は1〜3％である。認知症患者の50％がアルツハイマー型である。脳にβアミロイドという特殊なタンパク質が凝集体となって細胞内に蓄積し、細胞内ストレスを引き起こし、老人斑が出現し、βアミロイドが神経細胞やシナプスを攻撃、細胞死を生じやすくする。βアミロイドは毛細血管から脳表の動脈周囲腔に選択的に蓄積し、静脈周囲には存在しない。流出抵抗が増加する

ことでβアミロイドの排出が障害され、神経細胞の機能不全を生じさせるというメカニズムが考えられている。βアミロイドが動脈周囲腔に蓄積すると、膠質浸透圧が高くなり、慢性的脳間質液増加状態となる。これにより神経回路の伝達効率が下がり、神経細胞が萎縮する。萎縮は海馬から始まって脳全体に広がり、記憶障害が引き起こされる。軽い「物忘れ」から始まり、軽度認知症を経て、症状は徐々に進行。「どの食材を使って、どのタイミングで調味料を入れればいいか」が分からなくなるので料理ができなくなり、家事全般でも手順が分からなくなる。住み慣れた家なのにトイレが分からなくなり、失禁してしまうケースも見られる。誰かに物を盗まれたという妄想や徘徊が起こり、一人では日常生活が難しくなってしまう。男性より、女性の方が発症しやすい傾向がある。

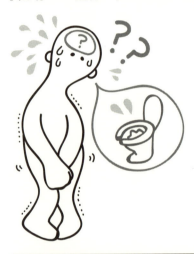

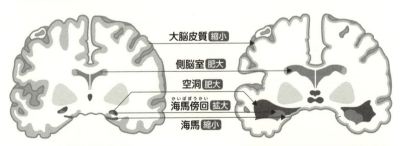

アルツハイマー型認知症の脳

大脳皮質 縮小
側脳室 肥大
空洞 肥大
海馬傍回（かいばぼうかい）拡大
海馬 縮小

正常の大脳皮質　　アルツハイマー病患者の大脳皮質

【脳血管性認知症】

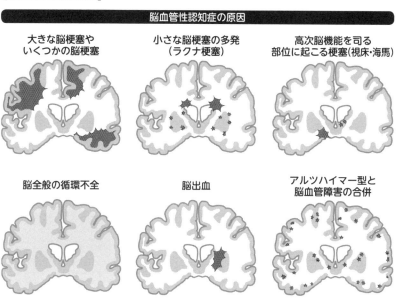

　脳梗塞や脳出血、くも膜下出血など脳の血管の障害や脳循環不全によって脳に酸素が送られなくなり、脳神経が死滅することで発症する。症状は血管の病変が起こった場所によって変化し、死滅した神経細胞がかかわる部分の機能のみが低下する。大きな脳梗塞の発作など、明らかな脳血管障害の後に発症する場合が多い。神経細胞が正常に働いている部分はしっかりしているため、「物忘れは酷いが、判断力の低下は見られない」など、「まだら認知」の状態が起こることもある。脳梗塞などの影響で片麻痺などの症状を伴っていることが多く、認知症以外の症状にも注意する必要がある。女性より男性の発症が多く、改善と悪化を繰り返すのが特徴だ。

【レビー小体型認知症】

　レビー小体という円形好酸性の細胞質封入体が中脳黒質の線条体ニューロンに出現し、変性と脱落をきたして発症する。レビー小体型認知症は、初期段階から本格的な幻覚が見られるのが特徴で、強いうつ症状も現れる。症状が進行するにつれ、手が震える・動作が遅くなる・筋肉がこわばる・身体のバランスをとることが難しくなるなど、パーキンソン病に似た運動障害も発症する。これらの症状は左右差がある。認知症の約20％がこのレビー小体型で、男性患者数は女性患者数の2倍である。一部遺伝性のものもあるが、多くは原因不明である。

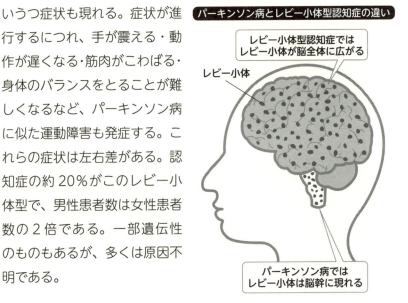

パーキンソン病とレビー小体型認知症の違い

レビー小体型認知症ではレビー小体が脳全体に広がる

レビー小体

パーキンソン病ではレビー小体は脳幹に現れる

第７章：病気のメカニズム

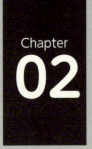

精神病について知ろう

以前は「統合失調症・躁うつ病・てんかん」が三大精神病とされていた。現在は「てんかん」が除外され、「統合失調症・躁うつ病（気分障害）」が二大精神病とされている。

◆ 比較的患者数の多い統合失調症

　統合失調症は、かつて「精神分裂症」と呼ばれていた精神病。100人に1人がかかるといわれる、比較的患者数の多い精神疾患だ。統合失調症には、誰かの声が聞こえる幻聴・存在しないものが見える幻視・思考障害といった「陽性症状」と、喜怒哀楽が希薄になる感情の鈍麻や感情の平板化・思考の貧困・引きこもりなどの「陰性症状」がある。統合失調症の20％は寛解、50％は寛解しないものの日常生活を問題なく送れる程度には回復する。しかし残りの30％は治療しても症状が改善せず、悪化して日常生活を送ることが難しくなる。統合失調症の症状は、不眠症・漠然とした不安・理由のない焦燥などが現れる前駆期から、幻覚や幻聴・妄想などが現れる急性期を迎える。その後、回復期を経て、増悪と寛解を繰り返すことが多い。

　脳が発達する過程において、シナプスは一時的に過剰形成される。不要なシナプスは幼年期から青年期にかけて徐々に刈り込みが行われて減少し、外的刺激を受けて柔軟に変化する。しかし統合失調症患者の脳は青年期から壮年期に海馬・扁桃体が萎縮し、左側頭葉内側面が縮小してシナプス数が減少する傾向があり、シナプス安定機構の欠損や刈り込み機構の異常亢進が見られることが示唆されている。統合失調症は神経伝達物質であるドーパミンが過剰に働くこと

第7章：病気のメカニズム

で発症するのではないかという研究もあるが、発症のメカニズムは
まだ判明していない。

◆ 気分障害とその種類

　気分障害とは文字通り、気分が沈んだりハイになったりする疾患
のことで、かつては「躁うつ病」と呼ばれていた。しかし、精神機
能全般が障害されるというよりも、主に感情や気分が障害されるも
のであり、精神病とするには当たらないのではないかとされ、気分
障害と呼ばれるようになった。気分障害は、抑うつ気分と興奮や喜
びの低下が代表的な基本症状であり、病気になりやすい脆弱性と環
境が絡みあって発病する。脆弱性には遺伝的要因も関係しており、
気分障害患者の 10 〜 20％は同様の疾患に罹患した親族がいること
が分かっている。気分障害になりやすい脆弱性を持っている人が、
気分障害を発症しやすい環境に陥った際に発病する傾向が高いとい
えるだろう。

　気分障害は、大きく 2 種類に分類される。一つが「単極型うつ病」
で、日本では単に「うつ病」と呼ばれる。もう一つが「双極型気分
障害（双極性障害）」で、躁うつ病と呼ばれるものだ。

　脳の神経細胞は、神経伝達物質を分泌することで電気信号をやり
とりしている。神経伝達物質には、情報を受け取る側の神経細胞を
興奮させる「興奮性神経伝達物質」と、神経細胞の興奮を抑える「抑
制性神経伝達物質」の 2 種類がある。気分障害の症状には神経と
シナプスの異常が関係していると考えられており、代表的な興奮性
神経伝達物質がノルアドレナリンやドーパミン、抑制性神経伝達物
質がセロトニンだ。気分障害になると、これらの神経伝達物質が減っ

155

たり、働きが低下したりする。このため電気信号がうまく伝わらず、さまざまな症状が現れる。

◆ 神経伝達物質と気分障害の関係

単極型うつ病と双極型気分障害には、モノアミン（精神活動に影響を与える神経伝達物質の総称）が関与している。モノアミンには、ノルアドレナリン神経系とセロトニン神経系があり、これらの神経伝達物質に作用する治療薬が用いられている。ここでは、気分障害に関与する神経伝達物質の特徴を説明しよう。

（ノルアドレナリン）

ノルアドレナリンは、脳内のアラートシステム。意欲や気力、判断力、集中力などに関する神経伝達物質で、覚醒・注意などの緊張状態や、不安・恐怖といった情動性ストレス状態に導く役割も持つ。常に恐怖や緊張にさらされているとノルアドレナリンが枯渇し、分泌量が不足する。ノルアドレナリンが減少すると、意欲や気力などが低下し、うつ状態を引き起こす要因となる。

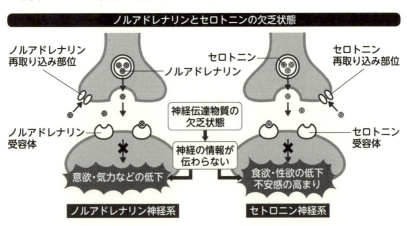

第 7 章：病気のメカニズム

（セロトニン）

　セロトニンは、食欲や性欲、衝動性や緊張などに関与した神経伝達物質。扁桃体のストッパーを務めており、扁桃体が不快情動の後に攻撃行動を起こすことを制御している。扁桃体が不快情動を受け過ぎて過剰反応を起こすと、セロトニンも過剰に放出され、最終的に放出量が減少。食欲不振や不安感が高まり、うつ症状を引き起こす。

◆ 単極型うつ病と双極型気分障害

　単極型うつ病とはうつ症状だけが現れ、双極型気分障害はうつ症状と躁症状を繰り返す。発症年齢は 10 代以降が多く、発症ピークは 20 代と中年期に分かれる。単極型うつ病の方が発症率が高く、患者数は双極型気分障害の 3 ～ 4 倍。男性より、女性の方が発症しやすい傾向にある。

【単極型うつ病】

　神経伝達物質の働きが悪くなるのと同時に、ストレスや体の病気、環境の変化など、さまざまな要因が重なって発病する。特に目立つのが、人間関係や環境変化を原因とするストレス。リストラや親しい人との離別などマイナス要因の出来事だけでなく、進学や就職、昇進といったプラスの環境変化から発症することもある。真面目で責任感が強く周囲の評価が高い人が、自分の許容量を超えてストレスを溜め込んだ結果、心のバランスを崩すケースが多い。うつ病は高頻度で自殺が起こる。

157

うつ症状は、感情面・思考面・行動面・身体面の四つの分野に影響を及ぼす。

感情面：寂しい、落ち込む、絶望する、希望が見い出せない、
　　　　楽しいはずの出来事なのに、楽しいと感じられない
思考面：考えが進まない、物事に集中できない、決断力が鈍る
行動面：やる気が出ない、趣味への関心がなくなる、仕事ができない
身体面：早期覚醒、中途覚醒、熟眠感の喪失といった睡眠障害

【双極型気分障害】

　持って生まれた体質や生活習慣、ストレスなどの影響が複雑に絡みあい、神経伝達物質のバランスが崩れることで発症する。気分が高揚した躁症状と、気分が塞いだうつ症状が交互に起こる。病状が出現する期間を「病相」というが、双極型気分障害の場合、うつ症状が３〜６カ月、躁症状が１〜４カ月続く。躁症状も、うつ症状と同じように四つの分野で影響を及ぼす。

感情面：快活・爽快・気持ちが晴れ渡って何の問題も感じない
思考面：頭の巡りが良く、良い考えが次々出る。即決できる
行動面：行動的になり抑制が欠如する
身体面：睡眠時間の短縮、食欲や性欲の亢進、体重の減少

　躁症状の患者は興奮しやすくささいなことでも過剰反応しがちなので、「とがめられている」と感じさせないよう、言葉使いや環境整備にも配慮が必要となる。乱費傾向や社会的迷惑行動が見られる場合は、行動範囲を制限することも考えるべきだろう。うつ症状の患者には過度の刺激を避け、心理的な負担を掛けないように

第7章：病気のメカニズム

心掛ける。

　単極型うつ病も双極型気分障害も再発率が高く、単極型うつ病は50％・双極型気分障害は70％の確率で再発する。その一方で「一生に一度」しか発症しない人もおり、病相が終わると以前と同じ健康な状態に戻ることができる。気分障害が注目されるようになったのは比較的最近なので、「最近になって急増した現代病」のようなイメージを持つ人もいるかと思う。しかしこの精神病は昔からあり、1953年にノーベル文学賞を受賞したイギリスの元首相、ウィンストン・チャーチル氏も双極型気分障害に悩まされた一人である。

　気分障害に必要なのは、休養と薬物治療である。心身の負担と脳の疲れを取り除き、充分な睡眠を取りながら、神経伝達物質のバランスを整えるための服薬治療を行う。「薬に頼るなんて甘えている」と治療に抵抗を感じる患者が多いが、神経伝達物質の分泌異常を修正しなければ病相は改善されないし、放っておくと悪化するだけなので、きちんとした治療が必要である。

Chapter 03 依存症について知ろう

志望校に合格するために受験勉強を頑張るなど直接的な報酬のない行動を地道に実行できる生物は、人間だけである。この行動も脳の働きと関係している。

◆ 報酬系とドーパミンの作用

　快楽を支配する脳の経路「報酬系」は、私たちの体が生存のために用意した「自分へのご褒美」である。このご褒美の根源となっているのが快楽物質のドーパミンであり、快楽物質を分泌するきっかけとなる体験や物質を「依存対象」という。ドーパミンが働いている限りは、人間の脳は「頑張って何かを達成する行為」に快楽を感じ、結果として努力を続けられる。ここでは、神経伝達物質の一つであるドーパミンについて説明する。

　ドーパミンは報酬系の中心で、分泌されると喜びが脳全体を満たし、体全体に波及する。報酬系とは、中脳の神経核・A10（報酬系中枢）と、「前頭前野（理性中枢）・扁桃体（感情中枢）・帯状回・視床下部・側坐核（感覚中枢）・海馬」が相互にやりとりをする、ニューロンネットワークのことだ。A10はドーパミンを放出する報酬系の中枢で、興奮性のグルタミンをA10に送る前頭前野（前頭連合野）と、

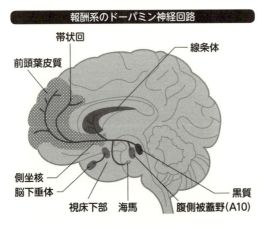
報酬系のドーパミン神経回路

第 7 章：病気のメカニズム

抑制性のGABA（γアミノ酪酸）を送る側坐核によって抑制されている。ドーパミンによって快楽を感じる中枢は側坐核にあるとされるが、楽しいことややりたいことを理性的に思考し理解する中枢は前側前野に、楽しかったことや成し遂げたことを記憶する中枢は海馬にある。大脳の各部位とＡ10が相互に連携して情報をやりとりし、役割分担をすることで、報酬系のニューロンネットワークが成り立っているのだ。

シナプス間隙に放出されたドーパミンは、次の神経終末にあるドーパミン受容体に結合。これによって電気信号が生まれ、快楽情報が各部位に伝えられる。通常であれば受容体に結合したドーパミンは受容体から遊離し、ドーパミントランスポーター（ドーパミン再取込口）から吸収され、元の神経終末に戻る。しかし、この再取込口から依存性のある物質が入ってくると、ドーパミンが逆流しシナプス間隙に戻ってしまう。このためシナプス間隙がドーパミン過剰状態になり、脳が強制的に興奮させられ続けることになる。このドーパミン過剰が、依存症の原因だ。

神経細胞は刺激によっ

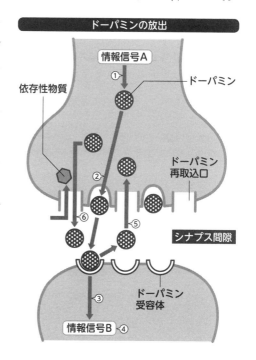

ドーパミンの放出

て活動するが、同じ刺激を繰り返し受けると、刺激を受け取るシナプスの反応が大きくなる。大きくなったシナプス反応は刺激がなくなっても長く反応を続け、以後は小さな刺激でも反応しやすくなる。これが、第3章で解説した長期増強だ。長期増強はどのシナプスでも発生するため、ドーパミンを放出するA10神経にも現れる。

A10神経に現れた長期増強が問題となるのが、さまざまな依存症だ。一度長期増強の回路ができてしまうと、依存物質がごく少量でもA10神経が過剰に反応し、さらなる刺激を求めてしまう。長期増強が元に戻ることはないため、例え依存物質を長期間摂取していなくても、この過剰反応がなくなることはない。これが、「なかなかやめられない」「一度やめたのに、またやってしまった」という行動の要因である。

初めて依存対象に接したとき、扁桃体はその対象物が「快か不快か」を判断する。「好きだ」「喜ばしい」と感じると、前頭連合野は中脳の腹側被蓋野に興奮性の神経伝達物質を送り、A10神経を興奮させる。A10神経は脳の各部位にドーパミンを送り、快楽が発生。特に側坐核がドーパミン

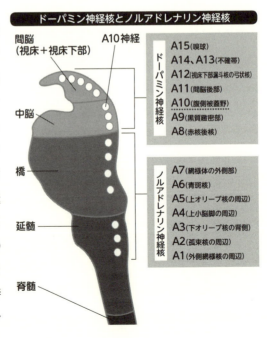

ドーパミン神経核とノルアドレナリン神経核

間脳（視床＋視床下部）
A10神経
中脳
橋
延髄
脊髄

ドーパミン神経核
A15（嗅球）
A14、A13（不確帯）
A12（視床下部漏斗核の弓状核）
A11（間脳後部）
A10（腹側被蓋野）
A9（黒質緻密部）
A8（赤核後核）

ノルアドレナリン神経核
A7（網様体の外側部）
A6（青斑核）
A5（上オリーブ核の周辺）
A4（上小脳脚の周辺）
A3（下オリーブ核の背側）
A2（孤束核の周辺）
A1（外側網様核の周辺）

第 7 章：病気のメカニズム

を受け取ることが、快楽の中心と考えられている。好ましい経験は
ドーパミンを受け取って活性化した海馬に蓄えられ、次に同じよう
な刺激が届いた際はより速くドーパミンが放出されるようになる。
これが、「楽しみでワクワクする」といった、期待につながる。

　ドーパミンは適切な放出量であれば、心も体も快感を覚えて意
欲がわく。通常であればドーパミンと一緒にセロトニンなどの抑
制性の神経伝達物質が過度な興奮を抑えているが、放出バランス
が乱れると感情の制御ができなくなる。ドーパミンの放出が過剰
になると「興奮状態になり、時には攻撃的になる」「依存症や過食
など、ある種の行動がやめられなくなる」「幻覚を見たり妄想を抱
いたりする」などの症状が現れ、放出量が不足すると興味や意欲・
好奇心が減退し、無気力な状態になる。

　ドーパミンは、人間に用意された「ご褒美」である。しかし本来
の設計とは違う方法で「ご褒美」を得ようとする精神症状が、依存
症である。「対象への強烈な欲求・脅迫感がある」「禁断症状がある」
「依存対象に接する量や時間などのコントロールができない」「依存
対象に接する頻度や量が増えている」「依存対象のために仕事や通常
の娯楽などを無視または制限する」「心や体に悪いと分かっていても
続けてしまう」などが、依存症のサイン。過去 1 年以内に三つ以上
の行動を繰り返し経験しているか、1 カ月以上に渡って三つ以上の
行動を継続しているようであれば、すでに依存症である。何に依存
しているかは人によって多種多様であるが、依存対象に接している
時、脳にドーパミンが放出されるのは共通している。

163

◆ **さまざまな依存症**

　依存症にはさまざまなタイプがあり、最も身近なものがアルコールとタバコのニコチンだろう。法律で禁止されているため「自分には関係ない」と思われがちだが、薬物依存症患者も一定数存在する。特に薬物は脳に直接作用するため依存度が高い。薬物依存症患者の平均年齢は40代前半とされるが、これは若いころに覚えた薬物をやめることができず、そのまま年を重ねた結果と見られている。また64.5％という再犯率からも、依存から抜け出す難しさが見て取れる。人はなぜ依存症になるか、その仕組みを見ていこう。

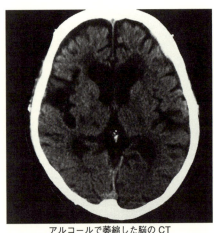

アルコールで萎縮した脳のCT

（アルコール依存症）
　アルコールを飲むという刺激を何度も繰り返していると、今までビール1本で得られていた快楽が、2本飲まないと得られなくなる。このため、さらに快感を得ようと、飲酒の量や頻度が増える。アルコールの刺激に何度もさらされると、ドーパミンの放出量が増え、ドーパミンを受け取る神経細胞が変化。アルコールへの依存が脳に長期保存されてしまう。こうして、さらにアルコールから快楽を得るために、飲酒の量と頻度が増え続けてしまう。アルコールが依存症を招きやすいのは、アルコールという物質そのものにも要因がある。報酬系が活性化してドーパミンが放出される際、ドーパミンの働きを抑制するGABAという神経伝達物質も一緒に放出

される。普段は GABA がドーパミンの過剰作用を抑えているので、依存症にはならない。しかしアルコールには、GABA を分泌する GABA 神経系を抑制する働きがある。報酬神経伝達物質のドーパミンは大量に放出されているのに、それを抑制する GABA が分泌されないため、依存症になりやすくなる。その結果、アルコール依存症成立時には、ドーパミンやセロトニンの放出が増強されるといわれている。アルコール依存症の患者の脳では外側面の溝に障害ができており、特に前頭葉で顕著である。また、中央に見える脳室も拡大しており、脳萎縮が進んでいることが分かる。

（ニコチン依存症）

　愛煙家がタバコを「おいしい」と感じるのは、ニコチンが主な原因だ。タバコを吸うと、約 8 秒でニコチンが脳に到達。ニコチンが脳に作用して、快楽物質のドーパミンを放出させる。これによって報酬系の回路が作用し、報酬感や達成感を覚えるのだ。

　ニコチンを常習的に摂取し続けると、もともと存在しているセロトニンなどの神経伝達物質が放出されにくくなる。神経伝達物質の量が減ると神経伝達が低下し、不安感やイライラ、憂鬱といった症状が現れる。タバコを吸う（ニコチンを摂取する）と神経伝達物質のドーパミンが放出され、神経伝達が通常に戻り、症状が改善される。しかしニコチン摂取によるドーパミン放出は 30 分ほどで効果が消えるため、1 時間後には再び神経伝達が低下し、症状が現れる。これらのストレスを解消するために喫煙するという、負のループから抜け出せなくなるのがニコチン依存症である。

　本来ニコチンは人間にとって不要な物質であり、非喫煙者の脳では、アセチルアルコリンという神経伝達物質が神経伝達を行ってい

る。このアセチルアルコリンは、ニコチンと非常に構成が似ている。常用的にニコチンを摂取していると、ニコチンがアセチルアルコリンの役割を乗っ取ってしまい、体内でアセチルアルコリンを生成する力が弱くなる。またニコチンの刺激でなければ満足できなくなるため、さらにタバコが吸いたくなるのだ。

　禁煙すると、30 ～ 72 時間をピークにニコチンが欲しくなる。ニコチンを摂取できないうえ、神経伝達物質であるアセチルアルコリンを放出する力が非喫煙者より弱くなっている。つまり神経伝達物質が不足して神経伝達がうまくできないため、イライラや不安感でストレスが発生する。これが、禁煙による禁断症状である。

（コカイン）

　コカは南米に自生する、お茶に似た植物である。コカの葉にはドーパミンの作用を強める働きがあり、現地労働者はコカの葉を噛みながら働いていたという記録もある。19 世紀の中頃、このコカの葉から「コカイン」という化学物質が抽出された。作用は、ドーパミン吸収の阻害。放出されたドーパミンは受容体に結合するが、ドーパミンが存在する限り、その受容体は延々と興奮し続けてしまう。それを防ぐため、脳内には「ドーパミンの再取込口」が存在する。コカインはこの「ドーパミンの取り込み」を阻害し、常に脳内がドーパミンで溢れた状態にしてしまうのだ。使用するとやる気と幸福感に満たされるが、依存度が高いため、すぐに使用量が増加し、中毒者となる。

（覚せい剤）

　黄麻と呼ばれる植物から取れる物質を原料に合成されたもので、アンフェタミン・メタンフェタミンとも呼ばれる。覚せい剤は A10

神経に強く働きかけドーパミンの放出量を増大させるだけでなく、ドーパミンを吸収する仕組みも妨害。大量のドーパミンが脳に溢れた状態をもたらす。脳の中枢神経を刺激して興奮させるので疲れや眠気が消え、頭がさえた状態になるが、薬の効果が切れると脱力感や疲労感に襲われる。最初は少量でも幸福感や満足感を得られるが、次第に効果に耐性ができて期待した快感が得られなくなり、使用量が増えていく。脳の神経細胞にも直接ダメージを与えるため、慢性的に使用すると、不安・幻覚・被害妄想などの精神症状も発生する。

(LSD)

　麦の穂に生えるカビの一種・麦角菌から合成された物質で、セロトニン、ノルアドレナリン、ドーパミンによく似た構造をしている。セロトニン受容体に結合してセロトニンの作用を阻害することで、強い幻覚作用を引き起こす。

(スマホ依存症)

　実際に依存症と病院で診断されるほど重症な人は少ないが、いつもスマホを触っている人、スマホが手元にないと落ち着かない人は、依存症になりかけている可能性もある。歩きながらのスマホ操作は危険であると分かっているのにやめられないのは、「依存対象に接する量や時間などのコントロールができない」「心や体に悪いと分かっていても続けてしまう」という項目に当てはまらないだろうか。

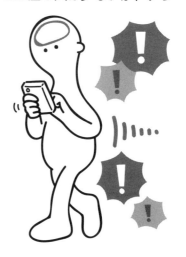

◆ おわりに

　私が脳神経外科を始めたころは CT もなく、脳の形を知るためには脳室空気造影を行っていた。日本に CT が導入されたのは、昭和 50 年前後であるが、それによって脳の出血や梗塞などの変化が簡単に分かるようになった。しかし、CT 検査で脳に起こった異常は分かるようにはなったが、生きている私たちの脳が働いている時、脳にどのような変化が起こっているのかは分からなかった。脳神経外科医は、脳を中心とした中枢神経系に起こった異常を外科手術で治療する科目であるので、脳実質に起こった変化をさらに正確に把握する必要性から MRI が導入され、脳の機能検査が可能になった（functional MRI）。より正確な脳の形態の描出とともに、脳の活動している部位の描出ができるようになった。

　同じころに発展したのが、脳の科学という学問である。それまで、心理学などで、人の心の研究などはなされていたが、脳の働きとの関係を考えながら論じられることは少なかった。脳神経学の中で、脳の機能とともに最初に論じられたのが、手足の運動感覚と脳の機能、さらには視野障害や、言語と脳機能についてであった。そして、てんかんの治療の中で、記憶と海馬との関係が明らかになった。これに従って、さらに情動との関係も判明していった。

　しかし最近、日本では、左右の脳機能の違いや、男女間の脳梁による左右の脳のつながり方の違いなどが、脳神経学の専門家でない人たちによって主張され、本来の科学的な研究とは違った方

おわりに

向へ向かっているような気がしてならない。やはり「脳の科学」
は科学的根拠に基づいた科学であるべきだ。新しくこの分野を
勉強しようとする人たちには科学的根拠に基づいた勉強をして
ほしい。私自身が、脳の機能については自分の臨床経験を基に
勉強してきたつもりである。それを皆さんに理解していただき、
この分野の研究を進めてほしいとの願いからこの本をまとめた。
　記憶がいかになされるかが、この本の主題ではあるが、それ
で終わりではない。これまで記憶はただ習ったことを覚えるた
めにだけあるとされてきたが、AIの進歩によって、人の記憶が
脅かされており、問題は記憶をどう創造につなげるかである。今、
世界は大きな変わり目を迎えている。いろいろな失敗を重ねな
がら、これまでの記憶を新しい創造につなげることが大切であ
る。また、一般の社会で生き残るためには、相手が価値のある
情報を共有し、記憶してくれるよう仕向ける必要がある。
　いずれのタイプの記憶にせよ、すべての記憶はニューロン同
士の結び付きによって形成され、一つのニューロンが発火する
と、それに連動して下のニューロンも次々発火して、新しい行
動を引き起こす。同じように、一人の人間が素晴らしい発想を
すると、次々に新しい構想が生まれてくる。ここに本書の意図
するところが集約されている。

人間の未来は留まるところを知らないことである。

2017年11月　迫田 勝明

参考文献

1) 渡辺雅彦：脳・神経科学入門講座　前・後　羊土社　2008
2) 橋本信夫：脳神経外科医のための脳機能と局在診断　文光堂　2014
3) 渡辺雅彦：脳・神経科学入門講座　前・後　羊土社　2008
4) 養老孟司：ブレインブック　見える脳　南江社　2012
5) 坂井健雄・久光正：脳の事典　成美堂出版　2011
6) 柚崎通介・岡部繁男：スタンフォード神経生物学　メディカルサイエンスインターナショナル　2017
7) 真鍋俊也他：脳神経科学イラストレーティッド　羊土社　2013
8) 工藤佳久：もっとよくわかる脳神経科学　羊土社　2015
9) 鈴木則宏・荒木信夫：神経学　ＭＥＤＩＣＡＬＶＩＥＷ　2007
10) 理化学研究所・脳科学総合研究センター：脳研究の最前線　上・下　ブルーバックス　2010
11) フロイド・Ｅ・ブルーム：新脳の探検上・下　講談社　2012
12) 斎藤清、吉本幸司：脳機能解剖の多次元的解析　脳神経外科ジャーナル　三輪書店　2016
13) 矢沢潔：最新脳科学　学研　1991
14) 塩谷弥兵衛：目で見る脳の構造と活性物質　厚生社　1985
15) 高島明彦：脳の仕組み　日本文芸社　2006
16) サンドラ・アーモット、サム・ワン：脳のしくみ　東洋経済新報社　2009
17) マシュー・リバーマン：21世紀の脳科学　講談社　2015
18) 伊藤正男：脳の不思議　岩波書店　2001
19) 岩田誠：プロが教える脳のすべてがわかる本　ナツメ社　2014
20) 中川八郎：脳の栄養　共立出版　1988
21) フランク・ウイルソン：手の500万年史　新評論　2011
22) 久保田競：手と脳　紀伊国屋書店　1995
23) 辻省次：小脳と運動失調　中山書店　2013
24) 丹治順：脳と運動　共立出版　2015
25) マーク・チャンギジー：ひとの目、驚異の進化　インターシフト　2012
26) 池田光男：目は何を見ているのか　平凡社　2015
27) 山口創：皮膚という「脳」　東京書籍　2012
28) 傳田光洋：皮膚感覚と人間の心　新潮選書　2013
29) 一川誠：錯覚学─知覚の謎を解く　集英社　2012
30) 小林朋道：ヒトの脳にはクセがある　新潮選書　2015
31) 小林朋道：ヒトはなぜ拍手をするのか　新潮選書　2010
32) マルチェッロ・マッスイミーニ・ジュリオ・トノーニ：意識はいつ生まれるのか　亜紀書房　2015

33) 工藤佳久：脳とグリア細胞　技術評論社　2011

34) 杉晴夫：神経とシナプスの科学　講談社　2015

35) 柿木隆介：記憶力の脳科学　大和書房　2015

36) 林康紀：記憶　その瞬間に何が起きているのか　実験医学　羊土社　2016

37) 門倉弘明：記憶の進化論　丸善プラネット株式会社　2007

38) Aage・R・Moeller：脳の可塑性　医歯薬出版株式会社　2009

39) カーメン・サイモン：人は記憶で動く　ＣＣＣメディアハウス　2017

40) 小野武年：情動と記憶　しくみとはたらき　中山書店　2014

41) ジェームズ・L・マッガウ：記憶と情動の脳科学　講談社　2013

42) 苧坂直行：心と脳の科学　岩波ジュニア新書　2006

43) リタ・カーター：新・脳と心の地図形　思考・感情・意識の深淵に向かって　原書房
　　2012

44) 茂木健一郎：感動する脳　ＰＨＰ研究所　2008

45) 桜井武：食欲の科学　講談社　2012

46) 篠原菊紀：おぼえられる　忘れない記憶術　すばる舎　2015

47) ベネディクト・キャリー：脳が認める勉強法　ダイヤモンド社　2015

48) 猪俣武範：目標を次々達成する人の最強の勉強法　ディスカバートウェンティワン　2016

49) 苧坂真理子：脳のメモ帳・ワーキングメモリ　新曜社　2013

50) 苧坂直行：ワーキングメモリの脳内表現　京都大学学術出版会　2013

51) トレーシー・アロウエイ、ロス・アロウエイ：脳のワーキングメモリを鍛える！　ＮＨＫ出
　　版　2015

52) アルバロ・フェルナンデス・エルコノン・ゴールドバーグ：脳を最適化する　ＣＣＣメディ
　　アハウス　2015

53) カル・ニューポート：ＤＥＥＰ　ＷＯＲＫ　ダイヤモンド社　2016

54) Carrots and Sticks: ヤル気の科学　文芸春秋社　2012

55) 千住淳：社会脳とは何か　新潮新書　2013

56) P・ブラウン、H・ローディガー、M・マクダニエル：使える脳の鍛え方　ＮＴＴ出版
　　2016

57) 古屋晋一：ピアニストの脳を科学する　超絶技巧のメカニズム　春秋社　2012

58) 和田博：囲碁と脳の働き　出版文化社　2003

59) 林道義：囲碁の深層心理学　三一書房　1995

60) 林成之：勝負強さの脳科学　朝日新聞出版社　2016

61) 中村明一：倍音　春秋社　2011

62) 池谷裕二：進化しすぎた脳　2014

63) マリオ・ボーリガード：脳の神話が乱れる時　角川出版　2014

64) S・サテル、S・O・リリエンフェルド：その脳科学にご用心　紀伊国屋書店　2015

著者略歴

迫田 勝明 (さこだ かつあき)

広島県広島市在住。1964年、広島大学医学部卒業。広島大学助手、国立呉病院医師、広島大学講師、広島大学助教授、マツダ株式会社マツダ病院脳神経外科部長、マツダ病院副院長を経て、1994年マツダ病院院長。2008年千代田中央病院顧問。日本脳神経外科学会専門医、リハビリテーション学会専門医。広島都市学園大学非常勤講師。広島ペンクラブ副会長。

著書：知っていますか？医学の常識〈ガリバーBOOKS 2000〉
　　　強い現場をつくる問題解決型病院経営〈日本医療企画 2006〉

脳のメカニズムを知れば 学習効果が上がる

●

2017年12月18日　第1版第1刷発行
著　　者／迫田　勝明
発 行 人／通谷　章
編 集 人／大森　富士子
発 行 所／株式会社ガリバープロダクツ
　　　　　広島市中区紙屋町 1-1-17
　　　　　TEL 082 (240) 0768 (代)
　　　　　FAX 082 (248) 7565 (代)
印刷製本／株式会社シナノパブリッシングプレス

© 2017　Katsuaki Sakoda All rights reserved. Prited in Japan.
落丁・乱丁本はお取り替えいたします。
ISBN978-4-86107-069-3　C0047　¥1700E